Sabine Pauli / Sara Straub

Erkrankungen und Verletzungen der Hand

Ein Ratgeber für Betroffene, Angehörige und
Fachleute im Bereich der Handrehabilitation

W0191047

RATGEBER
für Angehörige, Betroffene und Fachleute

Herausgeber:

DEUTSCHER VERBAND DER
ERGOTHERAPEUTEN E. V.

Sabine Pauli / Sara Straub

Erkrankungen und Verletzungen der Hand

Ein Ratgeber für Betroffene,
Angehörige und Fachleute im
Bereich der Handrehabilitation

Das Gesundheitsforum

Schulz-
Kirchner
Verlag

Bibliografische Information der Deutschen Nationalbibliothek

Die Deutsche Nationalbibliothek verzeichnet diese Publikation in der Deutschen Nationalbibliografie; detaillierte bibliografische Daten sind im Internet über http://dnb.d-nb.de abrufbar.

Besuchen Sie uns im Internet: www.schulz-kirchner.de

1. Auflage 2011
ISBN 978-3-8248-0855-7
Alle Rechte vorbehalten
© Schulz-Kirchner Verlag GmbH, 2011
Mollweg 2, D-65510 Idstein
Vertretungsberechtigter Geschäftsführer: Dr. Ullrich Schulz-Kirchner
Umschlagfoto: Bernhard Ferber
Fotos / Zeichnungen Innenteil: Archiv Schulz-Kirchner Verlag, Sabine Pauli
Lektorat: Doris Zimmermann
Fachlektorat: Reinhild Ferber
Umschlagentwurf und Layout: Petra Jeck, Laura Schönborn
Druck und Bindung:
wd print + medien GmbH, Elsa-Brandström-Str. 18, 33578 Wetzlar
Printed in Germany

Auch als E-Book und App (z. B. für iPhone und iPad) erhältlich unter der ISBN 978-3-8248-0809-0

| Inhaltsverzeichnis

| Vorwort zur Reihe

Die „Ratgeber für Angehörige, Betroffene und Fachleute" vermitteln kurz und prägnant grundlegende Kenntnisse (auf wissenschaftlicher Basis) und geben Hilfestellung zu ausgewählten Themen aus den Bereichen Ergotherapie, Sprachtherapie und Medizin.

Die Autorinnen und Autoren dieser Reihe sind ausgewiesene Fachleute, die seit vielen Jahren als Therapeuten in der Behandlung und Beratung und / oder als Dozenten in der Aus- und Weiterbildung tätig sind. Sie sind jeweils für den Inhalt selbst verantwortlich und stehen Ihnen für Rückfragen gerne zur Verfügung.

Im vorliegenden Band „Erkrankungen und Verletzungen der Hand" hat Sabine Pauli ihre Erfahrung in der Arbeit nicht nur mit Betroffenen, sondern auch mit deren Angehörigen zusammengefasst und wurde dabei von Sara Straub unterstützt.

In gut nachvollziehbarer Form wird zunächst ein Überblick über die anatomischen Grundlagen der Hand gegeben. Es folgt eine sorgfältige Übersicht über die Behandlungsmöglichkeiten von Erkrankungen und Verletzungen der Hand aus ärztlicher und therapeutischer Perspektive. Der therapeutische Teil bietet konkrete Anregungen auch für Situationen im Alltag und zeigt auf, bei welchen Schwierigkeiten welche Ansprechpartner aufgesucht werden sollten. Im Anschluss daran werden verschiedene Erkrankungen und Verletzungen der Hand dargestellt und ihre notwendigen ärztlichen wie therapeutischen Maßnahmen erläutert.

Die leicht verständliche Sprache des Ratgebers trägt dazu bei, die in der Therapie oft mündlich gegebenen Informationen zu festigen. Die Erläuterung der therapeutischen Maßnahmen führt zu einer größeren Transparenz und kann so den Behandlungserfolg verbessern. Insofern empfiehlt sich der Ratgeber als gute Ergänzung der Behandlung.

Wir hoffen, mit diesem Ratgeber dazu beizutragen, dass die Auswirkungen einer Erkrankung oder Verletzung der Hand im Alltag besser bewältigt werden können und somit der Heilungserfolg verbessert wird.

Arnd Longrée
Herausgeber für den DVE

Danksagung

Wir danken den ergotherapeutischen Kolleginnen für den gemeinsamen Weg des Lernens und Gerda für ihre Unterstützung sowie einem ärztlichen Experten für seine konstruktive Kritik. Besonderer Dank gilt Roland für seine Geduld und Hilfe.

| Einführung

Im Alltag sind wir auf unsere Hände angewiesen, egal ob es sich um alltägliche Verrichtungen handelt oder ob wir unserer beruflichen Arbeit nachgehen. Unsere Hände sind Werkzeuge des Geistes: Bereits Säuglinge und Kleinkinder erfassen - wie dies im Wort be-greifen schon seinen Ausdruck findet - die konkrete Umwelt mit allen Sinnen, dem Körper und vor allem auch mit ihren Händen. Über Gesten, Malen, Schreiben, Gestalten, Musizieren und viele weitere Ausdrucksformen sind wir in der Lage, uns mitzuteilen und zu kommunizieren. Wenn durch Erkrankungen oder Verletzungen der Hand vorübergehende Einschränkungen bestehen, gilt es, diese so schnell wie möglich zu überwinden und bleibende Schäden so gut wie möglich zu kompensieren. Dazu sind Tipps für den Alltag hilfreich, aber auch das Aufzeigen von Grenzen, damit es nicht zu Überlastungen und sekundären Schädigungen der Hand kommt.

Dieser Ratgeber richtet sich in erster Linie an **Patienten mit Erkrankungen und Verletzungen der Hand.** Aber auch **Fachleute wie Ergotherapeuten, Physiotherapeuten und Pflegefachkräfte** können sich damit einen ersten Einblick in das Thema verschaffen. In allgemein verständlicher Sprache gehalten, nennt er auch die medizinischen Fachbegriffe, um die Kommunikation zwischen Betroffenen und Fachleuten zu verbessern. Der einfacheren Lesbarkeit wegen wurde auf die spezielle weiblich / männliche Schreibweise verzichtet. Dieses Buch eignet sich auch, um Antworten auf typische Fragen von Patienten im Beratungsgespräch während einer Handtherapie zu geben.

Aufbau des Ratgebers

Im **ersten Teil** werden **Grundlagen** erläutert. Kenntnisse über Heilungsprozesse, Begleiterscheinungen von Erkrankungen und Verletzungen, wie z. B. Schmerzen, Ödeme und Narben, sowie eine kurze Einführung in die Anatomie und die Bezeichnung der einzelnen Strukturen und ihrer Funktionen bilden die Basis zum Verständnis der weiteren Erläuterungen.

Im **zweiten Teil** geht es um die Behandlungsmöglichkeiten durch Ärzte und Handtherapeuten. Es werden typische Therapieverfahren der **Handtherapie** dargestellt.

Die Aufklärung über erforderliche Schienenbehandlungen, deren Sinn und Funktionsweise und Informationen über Heilungsprozesse und erforderliche Behandlungsmaßnahmen helfen, den Krankheits- und Heilungsverlauf zu verstehen. Hier geht es auch um die spezielle Behandlung von Kindern und wie häusliche Übungen die Handrehabilitation unterstützen.

Im **dritten Teil** gibt der Ratgeber Informationen über die einzelnen **Krankheitsbilder und Verletzungsformen** der Hand und ihrer Behandlungsmöglichkeiten. Das Verstehen der Ursachen, der Heilungsverläufe und Behandlungsmöglichkeiten hilft dem Betroffenen, aktiv und tatkräftig am Gesundwerden mitzuwirken.

| Grundlagen

Anatomie von Schulter, Arm und Hand

Durch die große Beweglichkeit von Schulter, Arm und Hand kann der Mensch eine Vielzahl von Greifbewegungen ausführen und damit seinen Alltag bewältigen. Zwar geht es in diesem Ratgeber primär um Erkrankungen und Verletzungen der Hand. Dennoch ist es wichtig zu wissen, dass eine Hand nur dann gut funktionieren kann, wenn der gesamte Arm und die Schulter frei von Bewegungseinschränkungen sind. Erkrankungen und Verletzungen von Schulter und Arm können die Handfunktion beeinträchtigen, deswegen sollte man die anatomischen Grundlagen kennen.

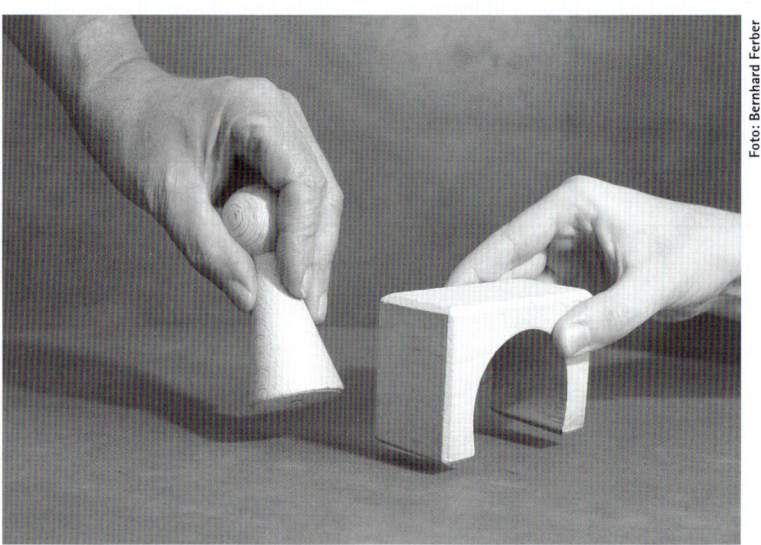

Foto: Bernhard Ferber

Abb. 1: Funktionsfähigkeit der Hände ermöglicht eine Vielzahl von Greifbewegungen

Für eine erste Übersicht werden die Knochen der gesamten oberen Gliedmaße (obere Extremität) und eine detaillierte Ansicht der Hand- und Fingerknochen dargestellt. Zur Verdeutlichung der weiteren Strukturen (Muskeln, Sehnen, Kapseln, Bänder) gibt es lediglich einfache schematische Zeichnungen, da eine ausführliche Beschreibung den Rahmen dieses Ratgebers sprengen würde. Bei Bedarf können Fachleute ihr Wissen mithilfe der in der Literaturliste aufgeführten Fachbücher vertiefen.

Abb. 2: Knochen von Schulter, Arm und Hand

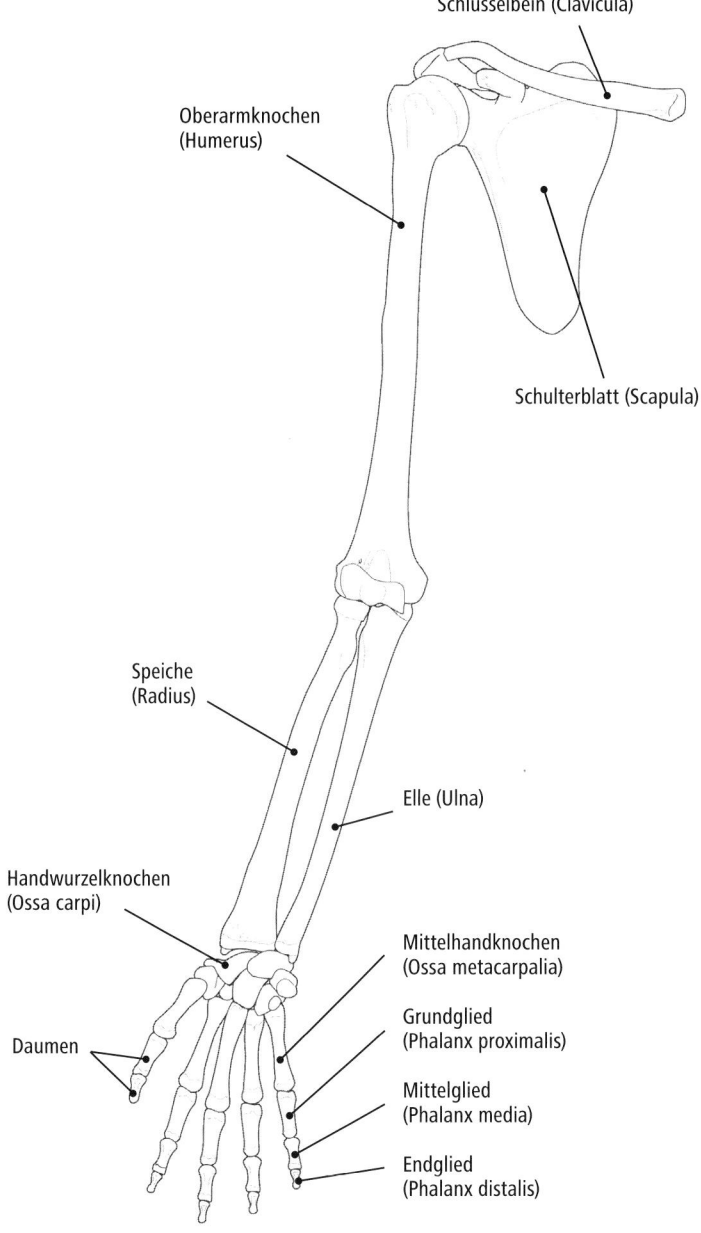

Schlüsselbein (Clavicula)

Oberarmknochen
(Humerus)

Schulterblatt (Scapula)

Speiche
(Radius)

Elle (Ulna)

Handwurzelknochen
(Ossa carpi)

Mittelhandknochen
(Ossa metacarpalia)

Daumen

Grundglied
(Phalanx proximalis)

Mittelglied
(Phalanx media)

Endglied
(Phalanx distalis)

Abb. 3: Knochen der rechten Hand (Sicht auf den Handrücken)

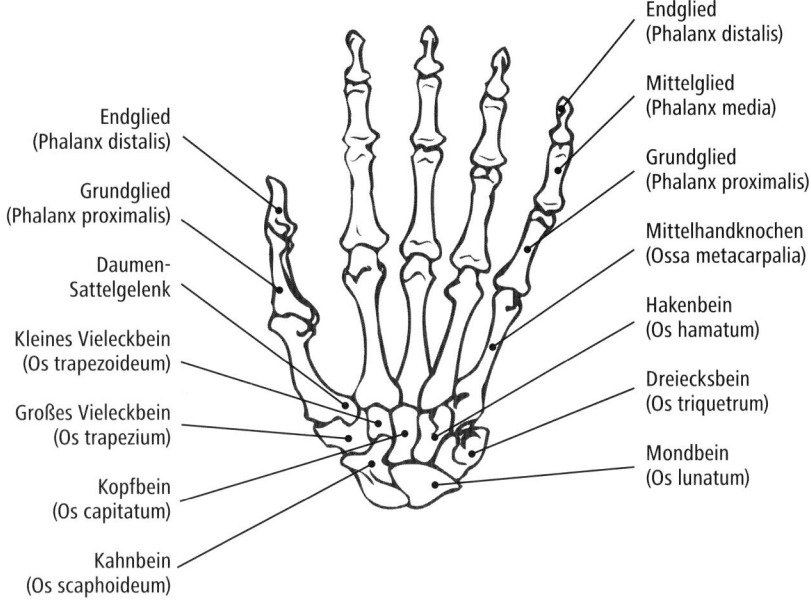

Endglied
(Phalanx distalis)

Grundglied
(Phalanx proximalis)

Daumen-
Sattelgelenk

Kleines Vieleckbein
(Os trapezoideum)

Großes Vieleckbein
(Os trapezium)

Kopfbein
(Os capitatum)

Kahnbein
(Os scaphoideum)

Endglied
(Phalanx distalis)

Mittelglied
(Phalanx media)

Grundglied
(Phalanx proximalis)

Mittelhandknochen
(Ossa metacarpalia)

Hakenbein
(Os hamatum)

Dreiecksbein
(Os triquetrum)

Mondbein
(Os lunatum)

Abb. 4: Muskeln und Sehnen der linken Hand (Sicht auf die Handfläche)

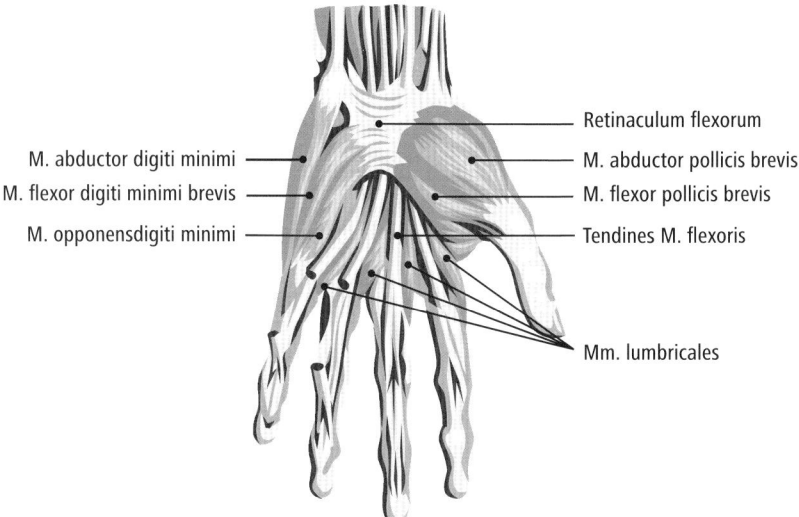

M. abductor digiti minimi

M. flexor digiti minimi brevis

M. opponensdigiti minimi

Retinaculum flexorum

M. abductor pollicis brevis

M. flexor pollicis brevis

Tendines M. flexoris

Mm. lumbricales

Abb. 5: Muskeln und Sehnen der rechten Hand (Sicht auf den Handrücken)

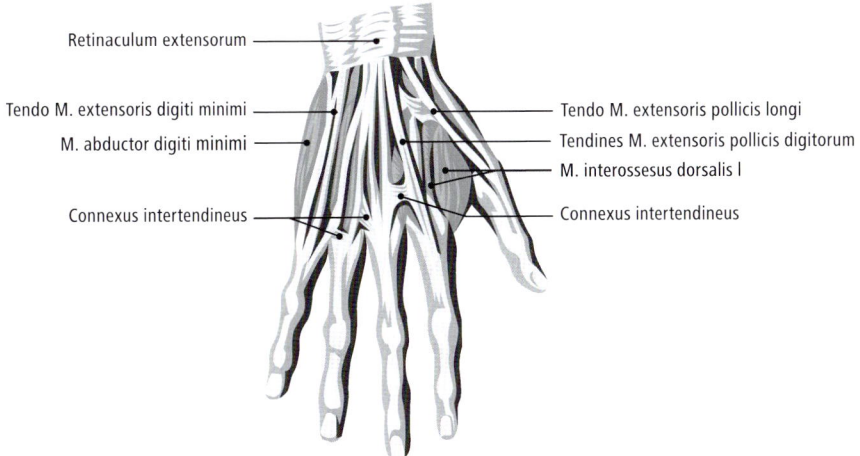

Retinaculum extensorum

Tendo M. extensoris digiti minimi

M. abductor digiti minimi

Connexus intertendineus

Tendo M. extensoris pollicis longi

Tendines M. extensoris pollicis digitorum

M. interossesus dorsalis I

Connexus intertendineus

Die Stabilität und Beweglichkeit der Hand und des Arms werden durch folgende Strukturen ermöglicht:

- Knochen
- Gelenke
- Bänder / Gelenkkapseln

- Sehnen / Muskeln
- Sehnenscheiden

Knochen

Die Knochen dienen der Stabilisierung des Körpers. An Arm und Hand gibt es lange Knochen (sogenannte Röhrenknochen: Ober- / Unterarmknochen, Mittelhand- und Fingerknochen) und kurze Knochen, die Handwurzelknochen. Das Schulterblatt besteht aus einem platten Knochen. Durch Verletzungen kann es zu Knochenbrüchen (Frakturen) kommen, die **konservativ** oder **operativ** behandelt werden können.

Gelenke

Man unterscheidet zwei Gelenkarten an Arm und Hand, durch die die Knochen verbunden sind:

a. *Echte Gelenke (Diarthrosen)*

Bei den echten Gelenken sind die Knochen durch Gelenkspalte voneinander getrennt. Der Gelenkspalt und die Gelenkhöhle sind mit Gelenkflüssigkeit (Synovialis) ausgefüllt, die das Aneinanderreiben der Gelenkflächen verhindert und den Knorpel ernährt. Diese Gelenkflüssigkeit wird von dem Knorpelgewebe gebildet, das die Gelenkflächen bedeckt.

Der Knorpel fängt durch seine Elastizität Druck und Stöße auf und schützt die Knochenflächen der Gelenke vor Abnutzung.

Die Gelenke sind von einer geschlossenen Gelenkkapsel umgeben. Durch die Bänder und die mit ihnen verbundenen Muskeln werden die Gelenke sowohl bewegt als auch stabilisiert. Diese komplexe funktionelle Einheit, deren Komponenten genau miteinander koordinieren, kann durch Störungen in einzelnen Teilen Beeinträchtigungen der gesamten Gelenkfunktion zur Folge haben. Durch Fehl- oder Überlastung kann es zu Abnutzungserscheinungen der Gelenke (Arthrose) kommen, entzündliche, rheumatische Erkrankungen können zur Zerstörung von Knorpel- und Knochengewebe führen.

Abb. 6: Darstellung eines echten Gelenks

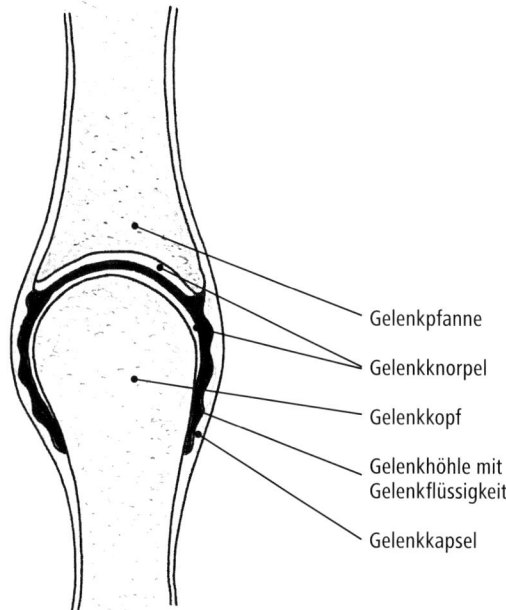

Gelenkpfanne

Gelenkknorpel

Gelenkkopf

Gelenkhöhle mit Gelenkflüssigkeit

Gelenkkapsel

b. *Unechte Gelenke (Synarthrosen)*
Bei unechten Gelenken sind die Knochenflächen durch straffes Bindegewebe miteinander verbunden. Dies erlaubt nur geringe Bewegungen. Unechte Gelenke bleiben nur beweglich, wenn sie ständig bewegt werden. Die **Handwurzelknochen** sind durch solche unechten Gelenke miteinander verbunden. Wie bei den echten Gelenken sind die Gelenkflächen mit einer Knorpelschicht überzogen. Die Handwurzelknochen bilden zusammen mit den Unterarmkochen Elle und Speiche ein echtes Gelenk – das Handgelenk.

Gelenkkapsel / Bänder / Syndesmose
Die **Gelenkkapsel** ist eine aus kräftigem Bindegewebe bestehende Hülle, die den Gelenkspalt und einen Teil der Knochen umgibt, die das Gelenk bilden. Sie stabilisiert das Gelenk und schützt vor schädigenden Bewegungen. Die Kapsel kann durch unnatürliche Bewegungen (Ballsport, Skidaumen) überdehnt werden oder einreißen.
Bänder verstärken und stabilisieren die aus verschieden festen Bindegeweben aufgebaute Gelenkkapsel und haben mit dieser zusammen hauptsächlich die mechanische Aufgabe, das Gelenk zu stabilisieren, zu führen und die Bewegung zu begrenzen.
Wenn Gelenke übermäßig belastet werden, können die Bänder gezerrt werden, einoder auch ganz abreißen. Teilweise kommt es zu knöchernen Ausrissen an den Ansatzstellen der Bänder am Knochen, die operiert werden müssen. Zwischen den beiden Unterarmknochen Elle (Ulna) und Speiche (Radius) gibt es eine bindegewebige Verbindung, eine sogenannte **Syndesmose**. Bei Knochenbrüchen im Unterarmbereich wird diese häufig mit verletzt.

Sehnen / Muskeln
Sehnen und Muskeln sind für die aktiven Bewegungen zuständig. Die **Muskelfasern** haben die Fähigkeit, sich aktiv zu verkürzen (kontrahieren). Dadurch können willkürliche und unwillkürliche Bewegungen ausgeführt werden. Die **Muskeln** werden von einer Muskelhülle (Muskelfaszie) aus Bindegewebe umgeben. Sie hält den Muskel zusammen und ermöglicht eine Verschiebung gegen die umliegenden Strukturen. An den Muskelenden gehen die bindegewebigen Strukturen nach und nach in die Sehne über.
Sehnen bestehen aus straffem, faserigem Bindegewebe. Sie verbinden die Muskeln mit den Knochen und bilden mit diesen zusammen eine genau aufeinander abgestimmte Funktionseinheit. An der Hand sind die Sehnen sehr lang und führen zu den Muskeln am Unterarm. Sie sind sehr reißfest, etwas elastisch, aber nur wenig dehnbar. Sie setzen an den sogenannten Sehnenansatzzonen an und sind mit der Knochenhaut und dem Knochen verwachsen. An diesen Stellen kann es bei Verletzungen zu knöchernen Ausrissen und bei Überbeanspruchung zu schmerzhaften Reizzuständen kommen (z. B. Tennisellenbogen). Sind **Sehnen** durch Überlastung und Überbeanspruchung angegriffen und ist ihre Blutversorgung eingeschränkt, können sie auch im Sehnenverlauf reißen. Der häufigste Grund für Sehnendurchtrennungen sind jedoch Schnitt- und Sägeverletzungen, die ebenso wie der Sehnenabriss operativ versorgt werden müssen.
Bei stumpfen **Muskelverletzungen** kann es zu Prellungen, Quetschungen oder Muskelrissen kommen. Muskelfaserrisse entstehen häufig durch Überforderung beim Sport.

Offene Verletzungen, wie Schnitt- oder Stichverletzungen, betreffen meist mehrere Strukturen; je nach Schwere und Umfang der Verletzung sind konservative und operative Behandlungsverfahren erforderlich.

Sehnenscheiden

Wenn Sehnen direkt auf Knochen oder über Knochenvorsprüngen verlaufen, gleiten sie in **Sehnenscheiden**. Diese umhüllen die Sehne vollständig wie eine Hülse und schützen sie so vor Reibung. Das Gewebe besteht aus unterschiedlichen Schichten von Bindegeweben. Die äußere Seite der Sehnenscheide ist am Knochen befestigt. Zwischen den beiden Schichten befindet sich ein Gleitspalt, der mit Gelenkflüssigkeit (Synovia) gefüllt ist. Darin gleitet die Sehne. An den Fingern werden die Sehnenscheiden zusätzlich durch kreuz- und ringförmige Bänder gehalten. Die Sehnenscheiden können sich durch Fehlstellungen oder Überbelastungen schmerzhaft entzünden.

Ergonomie im Alltag – Vermeidung von Fehlbelastungen

Wenn eine Erkrankung oder Verletzung der Hand vorliegt, ist der Betroffene in der Regel nicht arbeitsfähig und ist auch in der Ausführung alltäglicher Verrichtungen beeinträchtigt. Die Teilhabe am familiären und gesellschaftlichen Leben ist erschwert. Um nicht zusätzlich mit unüberwindbaren Problemen konfrontiert zu werden, gilt es, planvoll vorzugehen. Wichtig ist deshalb, vor allem bei planbaren Operationen, ausreichend Hilfe zu organisieren und sie auch in Anspruch zu nehmen. Deshalb sollte der Betroffene wissen, wie lange die Heilung dauern wird und wann die Hand wieder belastet werden darf. Wenn die Familienangehörigen nicht helfend einspringen können, muss nach dem Krankenhausaufenthalt für ausreichende Unterstützung gesorgt werden. Dabei können Sozialdienste der Krankenhäuser oder der Krankenkassen Hilfe leisten.

Folgende **Bereiche sind beeinträchtigt**, wenn eine Hand nicht eingesetzt werden kann:

- Körperpflege, An- und Ausziehen
- Einkaufen
- Nahrungszubereitung, Haushalt
- Versorgung und Erziehung von Kindern
- Eigene Mobilität und Transport von Familienmitgliedern
- Pflege / Versorgung von Angehörigen
- Sport / kulturelle Betätigung
- Schreiben (wenn die Schreibhand betroffen ist)

Versuchen Betroffene sich trotz Beeinträchtigung alleine „durchzuschlagen", kommt es möglicherweise zu Überlastungen anderer Körperbereiche. Dies gilt es zu vermeiden. **Überlastungsprobleme** äußern sich beispielsweise in:

- Schulterschmerzen durch Fehlhaltung
- Nackenschmerzen / Halswirbelsäulenbeschwerden durch Verkrampfung
- Rückenschmerzen durch einseitige Bewegungen / Ausweichbewegungen
- Rückenschmerzen durch ungünstige Schlafstellung
- Sehnenscheidenentzündung an der nicht betroffenen Hand

Bei folgenden Verrichtungen können **Überlastungsprobleme** entstehen:

- Einhändiges Tragen zu schwerer Gegenstände
- Einhändiges Hochheben und Tragen eines Kleinkindes
- Einhändiges Schieben eines Kinderwagens
- Schreiben mit der anderen Hand, wenn die Schreibhand verletzt ist

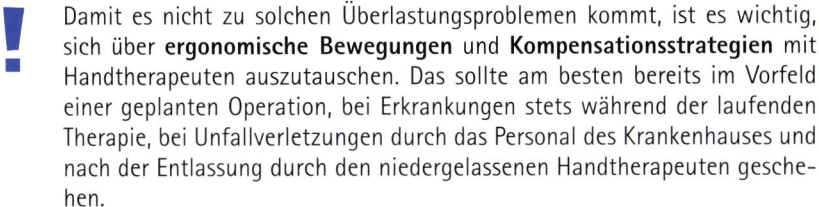

Damit es nicht zu solchen Überlastungsproblemen kommt, ist es wichtig, sich über **ergonomische Bewegungen** und **Kompensationsstrategien** mit Handtherapeuten auszutauschen. Das sollte am besten bereits im Vorfeld einer geplanten Operation, bei Erkrankungen stets während der laufenden Therapie, bei Unfallverletzungen durch das Personal des Krankenhauses und nach der Entlassung durch den niedergelassenen Handtherapeuten geschehen.

Beispiele für ergonomische Bewegungen, schonendes Bewegungsverhalten und entlastende Strategien im Alltag sind:

Vermeidung von **Überlastung beim Tragen**:

- Lasten aufteilen, z. B. beim Einkauf
- Rucksack statt Einkaufstasche benutzen
- Mehr Zeit für alles einplanen, langsam vorgehen
- Hilfsperson mitnehmen

Vermeidung von Problemen (auch zur Unfallverhütung) bei der **Körperpflege**:

- Bad gut einheizen / alles langsam machen
- Zum Duschen oder Baden eine rutschfeste Unterlage benutzen
- Zum Waschen und Abtrocknen auf einen Hocker setzen
- Alle Pflegeprodukte in Reichweite bereitstellen
- Kleidung vorher bereitlegen
- Auf enge Kleidung und komplizierte Verschlüsse verzichten
- Pflegeleichten Haarschnitt machen lassen, öfter den Friseur aufsuchen
- Bei schweren Verletzungen / Operationen professionelle Pflege organisieren

Probleme im Alltag

Wenn die Hand verletzt oder erkrankt ist, kommt es zu erheblichen Schwierigkeiten bei der alltäglichen Versorgung. Abhängig von der beruflichen Tätigkeit, den persönlichen Lebensumständen, dem Alter und dem Allgemeinzustand des Patienten braucht er **Unterstützung und Hilfe** durch andere Personen. Vor allem bei Verletzungen und nach Operationen muss geklärt werden, wie lange die Heilung dauert, damit eine **Freistellung von der Berufstätigkeit**, eine **Unterstützung im Haushalt** oder gar **Hilfen zur Pflege** organisiert werden können. Die Fragen der Versorgung sollten möglichst frühzeitig im Arzt-Patientengespräch berücksichtigt werden. Bei allen Berufen, die den Einsatz beider Hände erfordern (Handwerker, Fahrer, Produktionspersonal und viele andere), muss nach dem Abschluss der Heilung ein zielgerichtetes Geschicklichkeits- und Belastungstraining innerhalb der ambulanten Handtherapie erfolgen oder bei schwereren Verletzungen auch in einer speziellen Rehabilitationseinrichtung. Wird die betroffene Hand ohne volle Funktionsfähigkeit zu früh eingesetzt, besteht die Gefahr von Überlastungen der betroffenen Hand oder der anderen Hand und anderer Körperteile durch Fehlhaltungen und Ausweichbewegungen.

Schmerzen

Schmerzen sind dazu da, um uns vor Verletzungen zu schützen. Bei einer Verletzung oder Erkrankung verhindern sie, dass wir uns weitere Schäden zuziehen. Und sie zwingen uns, etwas gegen den auslösenden Zustand zu unternehmen.

Schmerzen entstehen dann, wenn auf die sensiblen Nerven, die die Schmerzreize weiterleiten, ein Reiz ausgeübt wird. Dies geschieht entweder durch die Verletzung oder Erkrankung selbst oder durch die erforderliche Operation. Außerdem entstehen Schmerzen, wenn durch eine **Schädigung eine Zwangshaltung** eingenommen werden muss und es somit zu Fehlstellungen weiterer Gelenke und Verkrampfungen der Muskulatur kommt. Das Ziel jeder Behandlung besteht darin, Schmerzfreiheit zu erlangen; das gilt es bei jeder Behandlung zu berücksichtigen. Deshalb ist es wichtig, im Austausch mit Ärzten und Handtherapeuten die auslösenden Ursachen für den Schmerz zu erkennen. Nur dann ist es möglich, aktiv an der Schmerzreduktion mitzuwirken. Ein kurzfristig andauernder Wundschmerz ist normal. Allerdings muss unbedingt verhindert werden, dass der Schmerz chronisch wird. Dazu ist u. U. eine längerfristige medikamentöse Behandlung erforderlich. Die Behandlung muss immer auch die Senkung des Schmerzes beinhalten. Das kann z. B. durch eine **Spiegeltherapie** oder eine **Triggerpunktbehandlung** unterstützt werden. Wenn durch die Erkrankung oder Verletzung seelische oder psychosoziale Probleme entstanden sind oder verstärkt wurden, ist eine psychotherapeutische Behandlung hilfreich. Wichtig ist es auch, offen über die Schmerzen zu sprechen. Sie können, je nach Ursache, sehr unterschiedlich sein. Dies wird bedingt durch die Schmerzart, die sich der Schmerzqualität zuordnen lässt.

Beispiele für verschiedene **Schmerzarten**:

- Wundschmerz (durch Verletzung oder Operation)
- Bewegungsschmerz (bei Verletzung von Kapseln, Bändern, Gelenken und Muskeln)
- Myofaszialer Schmerz (den Muskel und die ihn umgebende Hülle betreffend)
- Dehnungsschmerz (bei verkürzten und verletzten Muskeln)
- Trophischer Schmerz (z. B. bei Schädigungen der Blutgefäße)
- Neuromschmerz (Nervenschmerz bei Verletzung des Nervs)
- Phantomschmerz (Schmerz nach Amputationen)

Ödeme

Bei Verletzungen bzw. nach Operationen sammelt sich Gewebewasser im betroffenen Bereich. Dies führt zu einer Schwellung, die unterschiedlich ausgeprägt sein kann. Ein Ödem beeinträchtigt die Wundheilung, verstärkt den Schmerz und schränkt die Bewegungsfunktionen ein. Durch Hochlagerung des Armes und durch spezielle therapeutische Maßnahmen, z. B. durch Lymphdrainage, Ausstreichen der Hand in Richtung Rumpf oder spezielle Wickeltechniken, kann das Ödem zum Abklingen gebracht werden.

Narben

Narben spielen bei Verletzungen und nach Operationen eine wichtige Rolle. Sie sind einem Heilungs-, Reifungs- und Umwandlungsprozess unterworfen, der je nach Größe, Tiefe und Beschaffenheit der Narbe unterschiedlich verläuft. Dieser Prozess kann länger als ein Jahr dauern. Die Heilung der Wunde und die Reifung der Narbe hängen auch vom allgemeinen Gesundheitszustand und Alter des Betroffenen ab. Vor allem bei größeren Narben kann es zu Bewegungseinschränkungen, Überempfindlichkeit und Schmerzempfindlichkeit oder Missempfindungen kommen.

Sensibilität

Die Sensibilität ermöglicht uns durch eine Vielzahl von Rezeptoren (Sinneszellen), die über den ganzen Körper verteilt sind, unterschiedliche Wahrnehmungen aufzunehmen. Die Sinnesreize werden zum Gehirn geleitet und dort verarbeitet. Dadurch sind wir in der Lage, unsere Bewegungen und Handlungen zielgerichtet auszuführen.

Je nach **Art des Reizes** können wir folgende **Wahrnehmungsarten** empfinden:

- Schmerz
- Temperatur
- Unterschiedliche Tastqualitäten (Tastsinn)
- Druck / Zug
- Dehnung
- Vibration
- Gelenkstellungen (Lagesinn)
- Anspannung (Kraftsinn)
- Bewegung (Kinästhesie)
- Eigenempfindung des Körpers

Ursachen einer gestörten Sensibilität
Durch Verletzungen und Erkrankungen kann die Sensibilität teilweise oder gänzlich gestört sein. Vor allem bei Nervenverletzungen ist die Weiterleitung der Sinnesreize gestört oder unterbrochen.

Diagnostik
Bereits während der ärztlichen Diagnostik werden verschiedene Tests und Beobachtungen durchgeführt, um Sensibilitätsstörungen zu erfassen. Auch im Rahmen der Handtherapie werden ausführliche Tests zur genauen Feststellung der Art, des Ausmaßes und der Lokalisation der Störungen gemacht und ein gezieltes Übungsprogramm erstellt.

Behandlung und Handtherapie
Vor allem Ergotherapeuten haben ein umfassendes Repertoire, um Sensibilitätsstörungen zu behandeln. Mit einer Vielzahl von Tast- und Greifmaterialien trainieren sie die defizitären Bereiche. Bei einigen Erkrankungen und Verletzungen besteht eine Überempfindlichkeit gegen Berührungen und Tasteindrücke oder kommt es zu Missempfindungen. Dagegen hilft ein behutsames, systematisch durchgeführtes Desensibilisierungsprogramm, das auch zu Hause weitergeführt werden muss.

| Handtherapie

Konservative Behandlung

Unter konservativer Behandlung versteht man in der Medizin, dass auf eine Operation verzichtet wird. Man versucht, durch andere Maßnahmen den Krankheitszustand zu beeinflussen. Nach Möglichkeit wird jede Erkrankung oder Verletzung in Absprache zwischen Arzt und Patient zuerst konservativ behandelt, da jede Operation ein gewisses Risiko bedeutet.

Knochenbrüche (Frakturen) wurden früher sehr häufig konservativ durch Ruhigstellung behandelt. Dadurch kam es vermehrt zu Bewegungseinschränkungen. Heute werden die Bruchstücke häufiger operativ mit Platten, Schrauben oder speziellen Nägeln und Drähten zusammengefügt. Auf diese Weise ist eine frühe Mobilisation möglich und mithilfe von Bewegungsübungen können bleibende Einschränkungen vermieden werden.

Maßnahmen der konservativen Behandlung können sein:

- Physiotherapie
- Ergotherapie
- Massagetechniken
- Elektrotherapie, Magnettherapie
- Thermische Anwendungen (Wärme oder Kälte)
- Medikamente, Injektionen, Salben

Operation

Bei manchen Verletzungen oder Erkrankungen ist keine konservative Behandlung möglich. Auch wenn diese nicht den gewünschten Erfolg zeigt, ist eine Operation notwendig. Je nach Zustand des Patienten, Schweregrad der Erkrankung oder Verletzung und voraussichtlichem Zeitrahmen findet die Operation **ambulant oder stationär** statt. Bei kleinen und mittleren Eingriffen wird eine örtliche oder regionale Betäubung gewählt, bei großen Operationen eine Vollnarkose. Eine Narkose birgt ein gewisses gesundheitliches Risiko und so gilt es, das Alter und den Allgemeinzustand des Betroffenen zu berücksichtigen. Eventuell muss eine erforderliche Operation auch bis zur Stabilisierung des Allgemeinzustandes zurückgestellt werden. Mit einer Operation ist immer auch ein geringfügiges Infektionsrisiko verbunden, dessen sollte sich der Betroffene bewusst sein.

Handtherapie (Ergotherapie / Physiotherapie)

Die Handtherapie ist ein komplexes Spezialgebiet, in dem fächerübergreifend **Ergotherapeuten und Physiotherapeuten** tätig sind. Welches Heilmittel für die Behandlung das richtige ist, entscheidet der Arzt je nach Symptomen und bestehenden Problemen.

Es ist sinnvoll, sich von den behandelnden Ärzten einen kompetenten Handtherapeuten empfehlen zu lassen. Denn eine fundierte Handtherapie kann von Ergotherapeuten und Physiotherapeuten nur dann verantwortungsvoll durchgeführt werden, wenn sie sich durch Fortbildungen das spezielle Wissen angeeignet haben und über Berufserfahrung verfügen. Es ist sehr wichtig, dass der ganze Körper bei der Behandlung mit berücksichtigt wird. Das bedeutet, bei der Auswahl der Therapiemethoden und Anwendungen immer die individuelle und aktuelle Tagesbefindlichkeit jedes einzelnen Patienten zu beachten. Wenn z. B. der Nacken des Patienten durch die erzwungene Fehlhaltung der verletzten Hand schmerzt, macht es wenig Sinn, nur ein Handbad und die erforderliche Mobilisierung der betroffenen Fingergelenke durchzuführen. Vielmehr sollte zusätzlich eine Massage im Liegen zur Lockerung der verspannten Nackenmuskulatur oder eine Triggerpunktbehandlung bei ausstrahlenden Schmerzen hinzugenommen werden. Zu einer guten Handtherapie gehört immer auch die umfassende Beratung und Anleitung des Patienten, damit dieser in seinem Krankheitsverlauf und seinem Genesungsprozess in allen entstehenden Fragen und Problemen unterstützt wird.

Schwerpunkte der Ergotherapie sind:

- **Mobilisation aller Strukturen** zur möglichst weitgehenden Herstellung der vollen Funktionsfähigkeit der Hand
- **Sensibilitätstraining** bei Nervenverletzungen, Amputationen, Replantationen oder Verbrennungen
- Herstellung von **thermoplastischen statischen und dynamischen Schienen**, Schulung im Umgang mit der statischen Schiene und Anleitung zum Einsatz einer dynamischen Schiene
- **Funktionstraining der Hand** durch isolierte, zielgerichtete Übungen
- Übungen zur Durchführung alltagsrelevanter Greifmuster und Handlungsabläufe zur beruflichen Wiedereingliederung
- Narbenbehandlung
- Thermische Behandlung
- Ödembehandlung
- Schreibtraining
- Selbsthilfetraining
- Hilfsmittelberatung und -versorgung sowie Schulung im Umgang mit Hilfsmitteln

Narbenbehandlung

Im Heilungsprozess, wie auch bei der Handtherapie, sollte die Narbe immer mit beachtet werden. Das Ziel ist eine weiche, unempfindliche Narbe, die sich verschieben lässt und nicht mit dem tiefer liegenden Gewebe verklebt ist. Warum manche Narben verkleben und andere nicht, ist typabhängig und letztlich ungeklärt. Durch die Verklebung einer Narbe kommt es zu Bewegungseinschränkungen und die Dauer der Behandlung

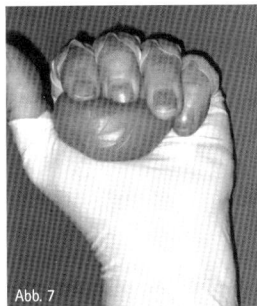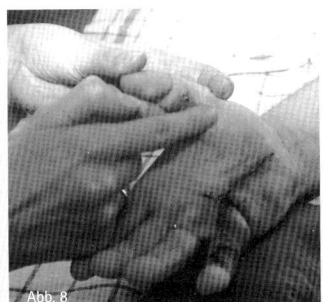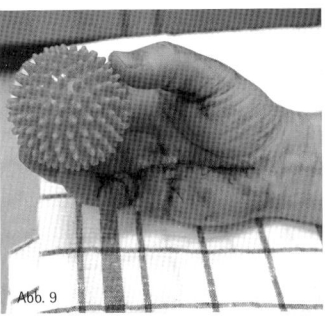

Behandlungsmöglichkeiten betroffener Hände: Ödembehandlung mit Therapieknetmasse (Abb. 7), kreisende Therapiemassage (Abb. 8) und Sensibilitätstraining mit dem Igelball (Abb. 9) (aus: Ergotherapie und Rehabilitation 9, 2007; mit freundlicher Genehmigung C. Koesling)

verlängert sich. Wenn eine Wunde äußerlich verschlossen ist, aber die Narbe noch rot aussieht, ist die innere Heilung noch lange nicht abgeschlossen.

Die **Heilung einer Narbe** verläuft in **2 Phasen**: Zuerst müssen die durchtrennten Fasern durch das Bilden neuer Moleküle verbunden werden. Danach werden die entstandenen Faserbündel umgebaut, je nachdem, welches Gewebe betroffen ist.

Die **Narbenheilung und -reifung** kann in der Handtherapie und zunehmend durch den Betroffenen selbst zielgerichtet unterstützt werden. Die **Maßnahmen** werden dabei vorsichtig gesteigert. Ablauf einer Narbenbehandlung:

1.) Nach der Abnahme des Verbandes untersucht der Handtherapeut unter sterilen Bedingungen die Narbe und lockert sie vorsichtig durch leichte Verschiebungen des Gewebes zum Wundrand hin.
2.) Nachdem die Fäden entfernt sind und die Wunde vollständig verschlossen ist, wird die Narbe in einem warmen Handbad von Krusten befreit und eine fetthaltige Narbensalbe mit leicht kreisenden Bewegungen einmassiert.
3.) Lockernde Verschiebungen quer zum Narbenverlauf werden etwas gesteigert.
4.) Nach 3 Wochen haben sich genügend neue Fasern gebildet. Nun darf die Narbe auch in Längsrichtung verschoben werden. Zudem können nun leichte Dehnungsmassagen unter Änderung der Gelenkstellung und lang anhaltende Dehnungen an der Narbe selbst vorgenommen werden. Bei großen Narben kann eine Schienenbehandlung erforderlich sein. Durch die dauerhafte Dehnung können Narben verlängert und beweglich gemacht werden. Spätestens ab diesem Zeitpunkt ist es wichtig, dass der Betroffene 4x täglich selbst die Narbenbehandlung mit Salbe durchführt.
5.) Durch Handbäder in warmem Paraffin werden die Narben locker und beweglich. Diese Anwendung darf aber nur durchgeführt werden, wenn die Haut vollständig verschlossen ist und keine Entzündung vorliegt!

Wenn das Narbengewebe dick aufgeworfen und fest ist (hypertroph), ist eine längerfristige Kompression erforderlich. Dazu können folgende **Hilfsmittel** eingesetzt werden:

- Sogenannte **Fingersocks**, über den Finger gestülpt üben sie einen gleichmäßigen Druck auf die Narbe aus
- Bei großflächigeren oder mehreren Narben die betroffenen Stellen mit einer speziellen, selbst haftenden **elastischen Binde** wickeln (z. B. Coban TM)
- Bei großflächigen Narben, z. B. bei Verbrennungen, speziell angefertigte **Kompressionshandschuhe** einsetzen
- Für schwer zugängliche Stellen **Kompressionseinlagen** nutzen, die mit elastischen Binden befestigt oder im Kompressionshandschuh getragen werden

Durch die Narbenbehandlung können Überempfindlichkeit und Schmerzen reduziert werden. Die Behandlung von Narben nach Amputationen dient zudem der Abhärtung des Stumpfs und des Narbengewebes, damit ggf. zu einem späteren Zeitpunkt eine Prothese angepasst werden kann.

Schienenversorgung und -behandlung

Die Versorgung mit Schienen spielt eine wichtige Rolle bei der Behandlung von Erkrankungen und Verletzungen der Hand. Nach einer Operation wird meist eine Lagerungsschiene angelegt, die über einen vom Arzt festgelegten Zeitraum getragen wird. Wenn erforderlich, werden danach im Rahmen der Ergotherapie Handschienen individuell angefertigt. Sie werden direkt auf Hand und Arm modelliert und bestehen aus unterschiedlichen thermoplastischen (d. h. durch Wärme in der Form veränderbaren) Kunststoffmaterialien. Im Verlauf der Behandlung ist eine häufige Kontrolle zur Vermeidung von Druckstellen erforderlich. Zudem müssen die Schienen teilweise angepasst werden, wenn z. B. im Verlauf der Sehnenheilung die Gelenkstellung verändert werden soll. Es gibt auch fertige Schienen zu kaufen, sie müssen dann individuell angepasst werden. Hierbei ist teilweise die Passform problematisch. Zur Ruhigstellung z. B. nur eines Fingerendgelenks kann eine käufliche Schiene aber durchaus sinnvoll sein. Man unterscheidet statische (unbewegliche) und dynamische (bewegliche) Schienen. **Statische Schienen** bestehen aus unbeweglichen Teilen und haben folgende **Funktionen**:

- Ruhigstellung, Entlastung
- Ödemreduktion, Schmerzminderung
- Korrektur von Muskelverkürzungen und Muskelkontrakturen (dauerhafte Verkürzung der Muskeln durch lange Ruhigstellung)
- Verhinderung von Narbenkontrakturen (erhebliche Schrumpfung und Verhärtung, z. B. bei Verbrennungen)

Dynamische Schienen bestehen aus stabilen und beweglichen Teilen und haben folgende **Funktionen**:

- Mobilisierung von Gelenken, Sehnen, Muskeln
- Dehnung von Muskelverkürzungen und Kontrakturen
- Vermeidung von Verklebungen (z. B. nach Sehnennähten)
- Vermeidung von Zug auf genähte Sehnen

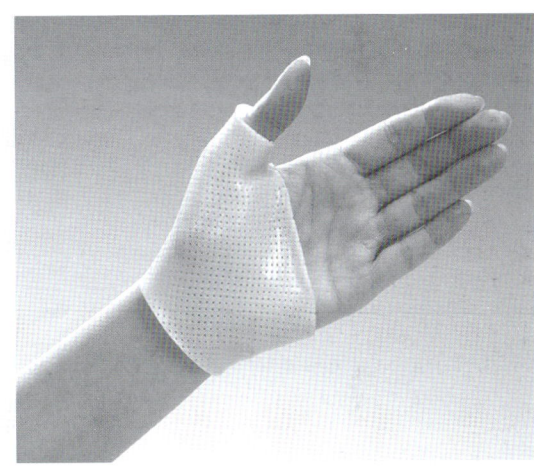

Abb. 10:
Statische Daumenschiene (mit freundlicher Genehmigung von Rehaforum Medical GmbH)

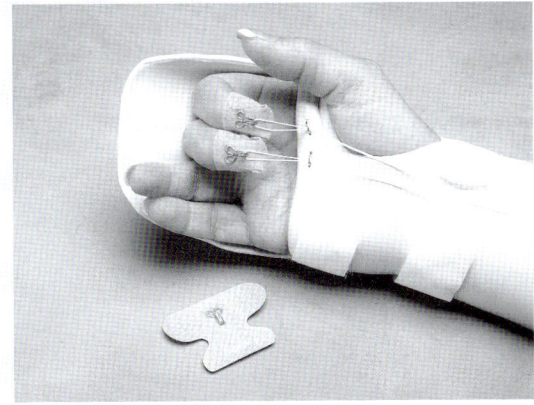

Abb. 11:
Dynamische „Kleinert"-Schiene (mit freundlicher Genehmigung von Rehaforum Medical GmbH)

Spiegeltherapie

Im Rahmen der Ergotherapie findet sie ihren Einsatz bei Patienten mit massiven Schmerzen. Weitere Einsatzmöglichkeiten bestehen bei Missempfindungen und Sensibilitätsstörungen. Die Spiegeltherapie ist äußerst wirksam, obwohl ihre Wirkungsweise noch nicht vollständig bekannt ist. Wichtig sind regelmäßige häusliche Übungen unter therapeutischer Anleitung.

Folgende Beschwerden können mit der **Spiegeltherapie** behandelt werden:

- Phantomschmerzen nach Amputationen
- Missempfindungen nach Amputationen
- Schmerzen bei CRPS 1 (Morbus Sudeck)
- Schmerzen bei peripheren Nervenverletzungen
- Diverse Schmerzsyndrome nach Verletzungen und Operationen
- Sensibilitätsstörungen nach chirurgischen Eingriffen und Amputationen
- Überempfindlichkeit gegen Berührungsreize

Die Spiegeltherapie basiert auf den Forschungen über die Repräsentation von Bewegungen und sensiblen Empfindungen an der Hirnrinde. Dort ist für jeden Körperteil ein bestimmtes Gebiet zuständig. Bei Verletzungen, Nervendurchtrennungen oder Amputationen wird sehr schnell das zuständige Areal ausgeschaltet und von den benachbarten Arealen übernommen. Die Spiegeltherapie sollte so bald wie möglich begonnen werden, auch wenn der Patient noch keinerlei aktive Funktionen hat. Durch sie wird das Areal wieder für den vorgesehenen Finger oder die Hand „zurückgewonnen" und mithilfe des Spiegelbildes gehen die Schmerzen und Missempfindungen zurück.

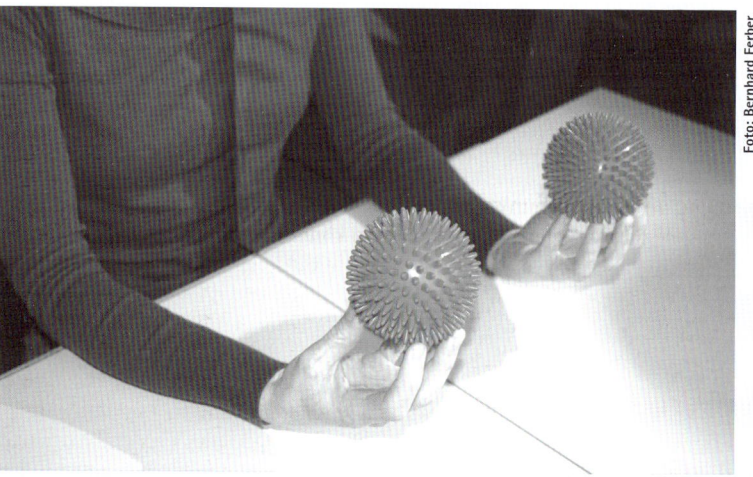

Foto: Bernhard Ferber

Abb. 12: Arbeitsposition bei der Spiegeltherapie

Funktionsweise der Spiegeltherapie:

Der Patient legt Unterarme und Hände auf den Tisch (nach einer Handamputation den betroffenen Unterarm). Zwischen den Händen wird ein Spiegel längs so aufgestellt, dass die nicht betroffene Hand im Spiegelbild erscheint und die betroffene Hand hinter dem Spiegel liegt. Dazu wird der Spiegel etwas zur betroffenen Hand verschoben. Der Patient betrachtet nun seine gesunde Hand im Spiegelbild. So entsteht die Illusion, es seien 2 gesunde Hände zu sehen. Schon während der Patient die Spiegelung aufmerksam betrachtet, treten Schmerz und Missempfindungen häufig stark in den Hintergrund. Diese optische Illusion macht man sich zunutze, um nach Anleitung des Therapeuten zuerst reine Betrachtungen in verschiedenen Positionen und zunehmend einfache Bewegungsübungen mit der gesunden Hand durchzuführen. Die betroffene Hand bleibt zunächst passiv. Im weiteren Verlauf werden die Übungen vom Patienten durchgeführt und vom Therapeuten hinter dem Spiegel gleichzeitig mit der betroffenen Hand geführt. Später macht der Patient beidhändige, einfache Bewegungsübungen. Außer Bewegungsübungen können auch Übungen zur Desensibilisierung bei einer Überempfindlichkeit gegen Berührungsreize durchgeführt werden.

 Die **Übungen** müssen nach **genauer Anleitung** mehrmals täglich und über einen längeren Zeitraum durchgeführt werden. Dazu erhält der Patient einen Spiegel und führt Protokoll.

Triggerpunktbehandlung

Triggerpunkte sind vorübergehende, sehr kleine, aber äußerst schmerzhafte Stellen in der Muskulatur. Sie entstehen aufgrund von Überlastungen, Bewegungseinschränkungen und Ausweichbewegungen bei Erkrankungen oder Verletzungen der Hand. Sie treten vor allem in verkürzten Muskelgruppen auf und reagieren sehr schmerzhaft auf Druck oder Zug. Der Schmerz kann ausstrahlen und Beschwerden an Stellen verursachen, die von der Verletzungs- oder Erkrankungsstelle weiter weg liegen. Auch durch einen Schlag oder Stoß auf das Muskelgewebe oder durch psychische Faktoren wie Stress und Angst können Triggerpunkte entstehen.

Behandlung von Triggerpunkten:

Durch eine spezielle Triggerpunktbehandlung können die Triggerpunkte gelöst und damit der Schmerz reduziert werden. Dabei sollte die Ursache für die Entstehung in die Behandlung mit einbezogen werden. Das heißt z. B., verkürzte Muskeln durch entsprechende Techniken zu dehnen, um weitere Fehlbelastungen und Ausweichbewegungen zu vermeiden. Die Erkrankung oder Verletzung sollte auch in Bezug auf ihre psychischen und sozialen Auswirkungen hin betrachtet werden. Wichtig dabei ist ein intensiver informeller Austausch zwischen Betroffenem und Handtherapeuten. Zur Besserung der Beschwerden sind Eigenübungen, wie z. B. tägliche Dehn- und Bewegungsübungen, und das Umsetzen physiologischer Bewegungen im Alltag erforderlich.

Thermische Behandlung
(Behandlungsmaßnahme mit unterschiedlichen Temperaturen)

Thermische Anwendungen können die Befindlichkeit günstig beeinflussen und Heilungsprozesse unterstützen. Nach Absprache mit Ärzten und Therapeuten, aber auch nach der subjektiven Empfindung oder Erfahrung des Betroffenen wird das geeignete Mittel ausgewählt und sowohl im Rahmen der Therapie als auch zu Hause eingesetzt. Jeder Mensch empfindet Kälte und Wärme unterschiedlich. Dies kann am besten an der nicht betroffenen Hand überprüft werden. Vor allem bei Sensibilitätsstörungen infolge von Nervenverletzungen ist große Vorsicht geboten, damit es nicht durch zu kalte oder zu warme Anwendungen zu Schädigungen kommt. Zu heiße Anwendungen können zu Verbrennungen führen oder Eis und Kältesprays zu Erfrierungen.

Wirkungsweise und Anwendungsmöglichkeiten thermischer Anwendungen:

Wärmeanwendungen fördern die Durchblutung und den Stoffwechsel der Zellen und unterstützen dadurch die Gewebeheilung. Weiterhin verbessern sie die Beweglichkeit und reduzieren den Schmerz. Vor allem in der kalten Jahreszeit ist eine Wärmeanwendung zur Vorbereitung von Bewegungsübungen hilfreich.

Wärmeanwendungen können eingesetzt werden bei:

- Handverletzungen mit Einschränkungen der Beweglichkeit
- Muskelschmerzen durch Verletzungen oder Fehlhaltungen
- Triggerpunkten infolge von Erkrankungen, Verletzungen und Fehlhaltungen
- Degenerativen Gelenkschädigungen wie z. B. Arthrose
- Chronischen rheumatischen Erkrankungen
- Sensibilitätsstörungen wie z. B. bei Nervenverletzungen

Wärmeanwendungen dürfen aber **nicht** durchgeführt werden bei:

- Akuten Entzündungen wie z. B. Arthritis
- Infektionen mit Schwellung und Rötung
- Hämatomen durch Verletzungen oder Operationen
- Tumoren

Wärmeanwendungen können zu Hause mit Wärmekissen (Kirschkerne, Traubenkerne, Getreide) oder mit Wärmepads zum Erwärmen im Backofen oder in der Mikrowelle durchgeführt werden. In der Therapie geschieht dies u. a. mit Sandbox, Rapsbad, Paraffin oder einer heißen Rolle.

Kälteanwendungen stellen einen starken Reiz dar. Der Körper reagiert darauf ausgeprägter mit Temperaturänderung als bei Wärmeanwendungen. Vor allem bei vermehrter Durchblutung, wie z. B. bei Entzündungen oder bei Schwellungen, kann eine Kälteanwendung lindernd sein, sie reduziert den Schmerz.

Kälteanwendungen können eingesetzt werden bei:

- Akuten traumatischen Verletzungen mit Schwellungen
- Entzündungen sämtlicher Strukturen
- Schmerzen durch Verletzungen und nach Operationen
- Ödemen
- CRPS Stadium 1

Kälteanwendungen dürfen aber **nicht** durchgeführt werden bei:

- Tiefen und noch nicht verschlossenen Wunden
- Morbus Dupuytren
- Arteriellen Durchblutungsstörungen
- Ausgeprägten Sensibilitätsstörungen
- Trophischen Störungen
- Hauttransplantationen
- Replantationen

Kälteanwendungen können **zu Hause** und in der **Therapie** durchgeführt werden mit:

- Feuchten, gekühlten Tüchern
- Eiswürfeln (vorsichtig dosieren und nicht bei Ödemen)
- Kältegelpackungen
- Gekühlten Kirschkernsäckchen (Traubenkerne, Getreide)
- Kaltluft mit dem Föhn
- In der Therapie durch Rapsbäder, Linsenbäder oder Kältespray

Häusliche Übungen

Akute Erkrankungen der Hand können durch eine zielgerichtete Behandlung ausheilen und müssen nicht chronisch werden. Wenn die Erkrankung durch eine Fehlbelastung entstanden ist, wie z. B. Sehnenscheidenentzündung oder Tennisellenbogen, besteht ein wichtiger Teil der Behandlung in der Unterweisung des Betroffenen. Nur wenn er die Zusammenhänge aus ungünstigen Bewegungsabläufen und Überlastung versteht, kann er dauerhaft eine erneute Erkrankung vermeiden. Dehnungs-, Kräftigungs- und

Bewegungsübungen, thermische Anwendungen sowie viele weitere Inhalte der Handtherapie wie z. B. die Narbenbehandlung müssen unter fachlicher Anleitung zu Hause weitergeführt werden. Voraussetzung für eine erfolgreiche Behandlung nach Verletzungen und Operationen sind zielgerichtete Übungen mehrmals am Tag. Eine Behandlung mehrmals in der Woche reicht z. B. nicht aus, um die Verklebung einer Sehne mit den umgebenden Strukturen zu vermeiden - es muss mehrmals am Tag geübt werden.

Die häuslichen Übungen werden an den Stand des Heilungsverlaufs angepasst. Die unterschiedlichen Übungen kann man sich vom bloßen Vormachen nicht gut merken. Deshalb ist es wichtig, sie in der Therapie durchzusprechen und praktisch durchzuführen, bis sie verstanden sind und richtig umgesetzt werden können. Sinnvoll ist, dass der Therapeut ein Formblatt hat, auf das die aktuellen Übungen eingetragen werden. (Ein Beispiel dafür finden Sie im Buch „Ergotherapeutische Übungen in der Handtherapie" - siehe Literaturverzeichnis).

Handtherapie mit Kindern

Typische Erkrankungen der Hand, wie sie bei Erwachsenen vorkommen, sind bei Kindern sehr selten. Handverletzungen hingegen können ähnlich sein, obwohl sie nicht wie beim Erwachsenen beim Arbeiten, z. B. mit gefährlichen Maschinen passieren. Einige Kinder kommen mit Missbildungen von Fingern oder Händen zur Welt. Um eine gute Handfunktion und ästhetische Verbesserungen zu erreichen, stehen vielfältige Operationsmethoden zur Verfügung.

Aspekte, die für eine zielgerichtete Kinderbehandlung unerlässlich sind:
Die Behandlung kleiner Kinder ist nur in enger Kooperation mit dem begleitenden Elternteil möglich - dieser muss angeleitet werden, um die Übungen in den Alltag zu integrieren. Schienenbehandlungen (vor allem mit dynamischen Schienen) gestalten sich bei Kindern teilweise anders als bei Erwachsenen, weil Kinder sich nicht selbstdiszipliniert und kontrolliert bewegen. Es muss damit gerechnet werden, dass vor allem kleine Kinder nicht ausreichend motiviert werden können, sehr gezielte Bewegungen auszuführen. Deshalb muss ein Übungsangebot gefunden werden, dass die erwünschte Bewegung „automatisch" beinhaltet. Die Therapie sollte spielerisch und dem Entwicklungsalter und den Interessen des Kindes angepasst sein. Bei länger andauernden Behandlungsverläufen der dominanten Hand muss darauf geachtet werden, dass das Kind nach seiner Genesung im weiteren Gebrauch dieser Hand unterstützt wird. Eine Umerziehung auf die nicht dominante Hand kann zu gravierenden Störungen in der weiteren Entwicklung führen, z. B. zu Lese-Rechtschreibschwäche, Konzentrations- oder Sprachproblemen. Anregungen zur zielgerichteten Behandlung von Kindern finden Therapeuten und Eltern in den Büchern *Ergotherapeutische Übungen in der Handtherapie* und *Handgeschicklichkeit bei Kindern, spielerische Förderung von 4-10 Jahren* (siehe Literaturverzeichnis).

| Erkrankungen der Hand

Karpaltunnelsyndrom

Der Karpaltunnel ist eine tunnelartige Röhre in der Tiefe zwischen der Muskulatur des Daumenballens und des Kleinfingerballens. Durch eine Enge im Karpaltunnel wird auf den dort verlaufenden Mittelnerv (Nervus medianus) Druck ausgeübt. Dieser wird geschädigt, wenn der Druck nicht nachlässt. Diese Handerkrankung gehört zu den sogenannten **Nervenkompressionssyndromen**. Das Karpaltunnelsyndrom führt zu **Störungen der Sensibilität** oder der **Bewegungsfähigkeit** von insbesondere Daumen, Zeige- und Mittelfinger.

Abb. 13: Karpaltunnel

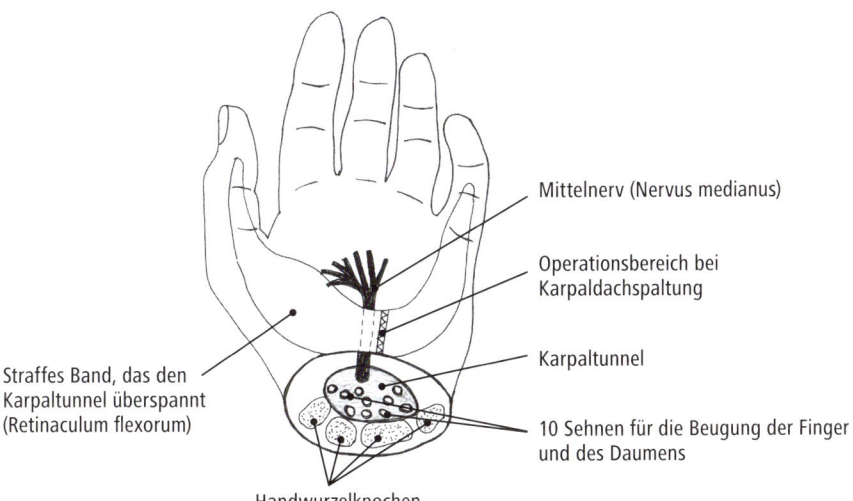

Mittelnerv (Nervus medianus)

Operationsbereich bei Karpaldachspaltung

Karpaltunnel

Straffes Band, das den Karpaltunnel überspannt (Retinaculum flexorum)

10 Sehnen für die Beugung der Finger und des Daumens

Handwurzelknochen

Mögliche **Ursachen** für ein Karpaltunnelsyndrom sind:

- Konstitutionelle Enge des Karpalkanals
- Entzündung infolge mechanischer Überlastung (einseitige, überfordernde manuelle Tätigkeiten)
- Frakturen des Handgelenks und Unterarms
- Hormonelle und Gewebsveränderungen während der Schwangerschaft und in der Menopause
- Narbenbildung im Karpaltunnelbereich nach Verletzungen (z. B. Knochenbrüchen), Entzündungen oder Operationen

Ein Karpaltunnelsyndrom kann viele Ursachen haben: Meistens tritt es an der Hauptarbeitshand auf, nicht selten aber auch beidseitig, Frauen sind häufiger davon betroffen als Männer. Dieses Syndrom kann im Zusammenhang mit **Diabetes mellitus, chronischer Polyarthritis, Nierenerkrankungen** oder **Alkoholmissbrauch** entstehen. Weitere mögliche Ursachen können **Entzündung** durch mechanische **Überlastung** bei einseitigen, überfordernden manuellen Tätigkeiten, Verletzungen, Entzündungen oder Operationen mit Narbenbildung im Karpaltunnelbereich sein. Auch hormonelle und Gewebsveränderungen während der Schwangerschaft und in der Menopause führen manchmal zu einem Karpaltunnelsyndrom.

Symptome

Die ersten Symptome sind nächtliche Schmerzen im Arm, z. B. ein unangenehmes Kribbeln, Einschlafen der Hand oder das Gefühl, dass einem Ameisen über die Hand laufen. Typisch sind auch Schmerzen nach körperlicher Belastung (Gartenarbeit, Radfahren, Kleinkind tragen). Wenn sich die Erkrankung verstärkt, hat man auch tagsüber Beschwerden und die Muskulatur schwindet deutlich sichtbar im betroffenen Gebiet. Geht die Daumenballenmuskulatur zurück, hat man keine Kraft beim Zufassen. Außerdem treten Schmerzen bei Druck auf den Karpaltunnelbereich auf. Ebenso kommt es zu Beschwerden bei Beuge- und Streckbewegungen im Handgelenk sowie zu Bewegungseinschränkungen im Bereich von Daumen, Zeige- und Mittelfinger, z. B. kann ein Stift nicht mehr festgehalten werden. Das Tastgefühl in der Hand ist deutlich herabgesetzt.

Diagnostik

Die Diagnose eines Karpaltunnelsyndroms kann interdisziplinär über Hausärzte, Orthopäden, Neurologen und Handchirurgen erfolgen. Ein Neurologe muss zur Bestätigung der Diagnose eine Messung der Nervenleitgeschwindigkeit an beiden Händen durchführen, um einen Vergleich zu haben. Diese Messung dient dazu, festzustellen, ob lediglich eine Verzögerung der Nervenleitung besteht oder bereits Nervenfasern bleibend geschädigt sind. Schwellungen im Karpaltunnel können mit einer Ultraschalluntersuchung lokalisiert werden. Eine gründliche Diagnostik ist wichtig, um die Ursache möglichst genau zu erheben, krankhafte Veränderungen der Strukturen festzustellen und damit den geeigneten Therapieansatz wählen zu können. Ausgeschlossen werden sollten auch Störungen oder Schäden im Bereich der Halswirbelsäule oder des Ellenbogens, da sie ebenfalls zu bis in die Hand ausstrahlenden Schmerzen und Missempfindungen führen können.

Behandlung

Bei unklarer Ursache und leichteren Symptomen sollte immer zuerst eine konservative Behandlung versucht werden.

Konservativ

Zur Ruhigstellung kann, vor allem nachts, eine **Schiene** getragen werden. Klingen die Beschwerden nicht vollständig ab, wird ein Medikament injiziert (gespritzt), das eine mögliche Entzündung hemmt und die Schmerzen lindert.

Hilfreich sind u. U. **thermische Anwendungen**. Außerdem ist eine **Handtherapie** mit manualtherapeutischem Hintergrund zur Regulation ungünstiger Muskelspannungs-verhältnisse und zum Erlernen günstiger Bewegungsabläufe notwendig. Bei chronisch überlasteten Patienten, die sich unphysiologische und damit schädigende Bewegungen angewöhnt haben - z. B. Linkshänder, die in Hakenstellung schreiben, Musiker, die mit zu stark gebeugten / gestreckten Handgelenken spielen, Hausfrauen und Mütter, die zu viel Gewicht mit den Händen tragen, manuell arbeitende Menschen, die durch Spätfol-gen von Verletzungen im Handgelenksbereich eingeschränkt sind und Kompensations-strategien erlernen müssen - wird **Ergotherapie** eingesetzt. **Gelenkschutztraining** im Rahmen einer speziellen Ergotherapie ist angebracht für Menschen mit rheumatischen Erkrankungen, die gelenkschonende Bewegungsabläufe bei alltäglichen Verrichtungen lernen müssen, um Fehlstellungen zu vermeiden.

Ist die konservative Behandlung erfolglos, sollte eine Operation durchgeführt werden, damit keine bleibenden Nervenschädigungen entstehen. In einfachen Fällen behebt die sogenannte Karpaldachspaltung sofort sämtliche Beschwerden. Falls bereits Ge-fühlsstörungen oder eine Muskelschwäche bestehen, verhindert sie zumindest eine Verschlechterung.

Operativ

Bei der Operation wird das Band, das die Handwurzelknochen überspannt und den Kar-paltunnel begrenzt, komplett durchtrennt (siehe Abb. 13). Durch die Druckentlastung kann sich der Nerv erholen. Der Eingriff kann ambulant durchgeführt werden, nur bei ängstlichen Patienten empfiehlt sich eine Vollnarkose. Meistens wird der Eingriff mit einer Armbetäubung und in künstlicher Blutleere durchgeführt. Für die Operation ist ein etwa 3 cm langer Hautschnitt nötig, der meist in der Hohlhand liegt und die natürli-chen Falten nicht stört. Dieser Eingriff zählt zu den häufigsten in der Handchirurgie und dauert auch nur wenige Minuten, daher birgt er auch nur sehr geringe Risiken für den Patienten. Gelegentlich können nach der Operation Narbenbeschwerden auftreten, die mit Abhärtungsmaßnahmen behandelt werden sollten. Die Kraft der Hand kann über einige Monate verringert sein. Je nach Tätigkeit dauert die Arbeitsunfähigkeit wenige Tage bis hin zu einigen Wochen. Nach 6 Monaten ist die Narbe fast nicht mehr sichtbar.

Nachbehandlung

Nach der Operation wird nur für wenige Tage ein Watteverband oder ein Verband mit leichter Kompression im Wundgebiet ohne Einschnürung benötigt. Das Handgelenk muss nicht unbedingt durch eine Schiene ruhiggestellt werden, außer wenn es der Operateur für notwendig hält. Wenn die Schmerzen zu stark werden, helfen Schmerz-mittel oder Kältepacks. Nach dem Verschluss der Wunde ist es empfehlenswert, eine besonders fetthaltige Salbe zur Nachbehandlung zu verwenden.

Eine frühe funktionelle Behandlung bereits am ersten Tag nach der Operation mit selbstständigen Bewegungsübungen der Finger ohne oder nur mit geringer Belastung beugt einem Handödem und einer Fingersteife vor. Die Vermeidung einer Handgelenks-schiene und die frühe Übungsbehandlung führen zu einer früheren Gebrauchsfähigkeit der Hand im täglichen Leben und im Beruf.

Schnellender / schnappender Finger *(Tendovaginitis stenosans)* oder Daumen *(Tendovaginitis de Quervain)*

Mit schnellendem Finger (Tendovaginitis stenosans) wird eine Erkrankung bezeichnet, bei der die **Beugesehne** über dem beugeseitigen Fingergrundgelenk (am Übergang von Hohlhand zum Finger) knotig verdickt ist und dadurch nicht mehr frei durch das **Ringband** gleiten kann (sog. Ringband-Stenose). Durch die entstehende Enge kommt es zu einem „Schnappen", und der Finger kann nur eingeschränkt oder gar nicht aktiv gebeugt oder gestreckt werden. Nicht bei allen Betroffenen kommt es zum „Schnappen", es können auch lediglich Schmerzen beim Faustschluss und beim Strecken der Finger auftreten. Am häufigsten sind Daumen, Mittel- und Ringfinger betroffen.

Die Tendovaginitis de Quervain ist eine Sonderform des „schnellenden Fingers" und betrifft die Strecksehnen des Daumens. Schmerzen entstehen vor allem, wenn der Daumen eingeschlagen wird und das Handgelenk in Richtung Elle bewegt wird. Die Behandlung erfolgt je nach Schweregrad konservativ oder operativ.

Ursachen

Ein „schnappender Finger" kann mehrere Ursachen haben: Es besteht eine Enge in den sogenannten Ringbändern, die durch eine chronische Entzündung und knotenartige Auftreibungen einer Beugesehne entsteht. Dann gleitet die Sehne nicht mehr ungehindert, nur unter Schmerzen oder im fortgeschrittenen Stadium gar nicht mehr durch das Ringband. Häufig entsteht die Erkrankung nach ungewohnter Überlastung mit hohem Krafteinsatz der Hand (z. B. schweres Tragen, Gartenarbeit, Klettern, Rudern, Geräteturnen). Sehr selten ist die Ursache eine gutartige Geschwulst oder ein Tumor einer Sehne, des Bindegewebes oder des Knochens. Bei Kleinkindern kommt eine angeborene Variante dieser Erkrankung am Daumen vor, Pollex flexus congenitus (angeborener gekrümmter Daumen) genannt. Dabei steht der Daumen im Endgelenk in Beugestellung.

Diagnose

Die verschiebbare, schmerzende Stelle oder der Sehnenknoten kann vom Arzt ertastet werden. Ergänzend dazu werden Röntgenaufnahmen zum Ausschluss knöcherner Veränderungen und ggf. auch eine Ultraschall-Untersuchung durchgeführt.

Behandlung

Konservativ

Im Frühstadium der Erkrankung kann man versuchen, den betroffenen Finger mit einer speziellen Salbe zu behandeln oder ein abschwellendes, schmerzstillendes und entzündungshemmendes Medikament (Kortison) in die Beugesehnenscheide zu injizieren. Bei dieser Behandlung kommt es aber häufig zu Wiedererkrankungen.

Operativ
Die Operation kann ambulant durchgeführt werden. Sie besteht aus einem kleinen
Eingriff, bei dem unter örtlicher Betäubung (Lokalanästhesie) und nach Anlegen einer
Blutsperre die Haut über dem Ringband eingeschnitten und das Ringband durchtrennt
wird. Im fortgeschrittenen Stadium müssen das verdickte, entzündete Sehnengleit-
gewebe entfernt oder bereits entstandene Verwachsungen gelöst werden. Indem der
Patient während der Operation die Finger bewegt, überprüft der Arzt das freie Gleiten
der Sehne, erst danach verschließt er die Haut wieder.
Nur manchmal ist für 2 bis 3 Tage eine Gipsschiene nötig, die die Fingergrundgelenke
vollständig frei lässt. Wenn die Wunde vollständig abgeheilt ist, wird die freie Bewegung der Finger geübt. Je nach beruflicher Tätigkeit ist der Patient nach 10 bis 14
Tagen wieder arbeitsfähig.

Nachbehandlung
Nach der Operation sollten die Hand und der Arm häufig hochgelagert werden, um
eine schmerzhafte Schwellung zu vermeiden oder zu reduzieren. Der Operateur oder
der Hausarzt achtet bei den mehrmaligen Verbandswechseln auf den ordnungsgemä-
ßen Heilungsprozess. Je nach Heilungsverlauf werden die Fäden nach ca. 10 bis 14
Tagen entfernt.

Handtherapie
Ergotherapie oder Physiotherapie ist nur selten längerfristig erforderlich. Der Verband
wird vom Handtherapeuten (vor dem Ziehen der Fäden unter sterilen Bedingungen)
gewechselt und die Beweglichkeit der Finger überprüft. Ein leichter Druck auf die Narbe lindert anfangs den Schmerz bei Bewegungen. Nach dem Ziehen der Fäden und dem
vollständigen Abheilen der Wunde können täglich lauwarme Handbäder mit leichten
Bewegungsübungen durchgeführt werden. Die mehrmals täglich durchgeführte Massage der Narbe mit fetthaltiger Creme fördert die Heilung und Narbenreifung.
Teilweise besteht eine Kombination aus Sehnenscheidenentzündung und „schnellendem Finger". Dann sollte ein erfahrener Handtherapeut die konservative Behandlung
durch den Arzt mit schmerzlindernden / abschwellenden Maßnahmen (thermische Anwendungen / Lymphdrainage) unterstützen. Auch die Ursache der Überlastung, die zur
Sehnenscheidenentzündung geführt hat, muss ergründet werden. Weitere Bestandteile
einer Handtherapie im Rahmen von Ergo- oder Physiotherapie sind tonusregulierende
und schmerzlindernde Maßnahmen (z. B. Triggerpunktbehandlung, Friktionsmassage,
myofasziale Release) und Übungen zum Erlernen ergonomischer Bewegungsmuster.
Diese therapeutischen Maßnahmen können einer Chronifizierung entgegenwirken.
Einige Betroffene haben Probleme damit, ihre eigenen Grenzen zu spüren oder zu
respektieren und überlasten sich selbst permanent. Zudem gibt es viele Arbeiten und
Arbeitsplätze, die nicht ergonomisch, einseitig oder überfordernd sind. Deshalb ist es
wichtig, im Rahmen einer fundierten Handtherapie Strategien zur Selbstregulation zu
erlernen.

Golferellenbogen / Golferarm (*Epikondylitis humeri ulnaris*)

Beim Golferellenbogen kommt es zu einer schmerzhaften Entzündung an der Innenseite des Ellenbogens. Dort setzen an einem Knochenvorsprung die Sehnen der Unterarmbeugemuskeln an, sodass ein bei Druck auszulösender stechender Schmerz die Diagnose sichert. Die Schmerzen strahlen in Unter- und Oberarm hinein und sind mit Faustschluss, vor allem gegen Widerstand ausgeführt, auslösbar. Vermutlich entsteht diese Erkrankung durch Überlastung im Beruf oder beim Sport.

Behandlung

Konservativ

Zuerst sollte versucht werden, den Golferellenbogen konservativ zu behandeln. Mit Ruhigstellung, Salbenverbänden und Elektrostimulation wird die Heilung unterstützt. Teilweise werden Kortisoninjektionen (Spritzen) gegeben. Wärmeanwendungen wirken meist lindernd.

Operativ

Sind alle Möglichkeiten der konservativen Behandlung ausgeschöpft, kann in schweren Fällen eine Operation notwendig werden. Dabei wird eine Ablösung der Muskeln am Knochen durchgeführt, die für das Beugen des Armes zuständig sind.

Handtherapie und Vorbeugung

Wie bei allen Erkrankungen und Schädigungen, die durch eine Überlastung zustande gekommen sind, kann Ergotherapie eine Wiedererkrankung verhindern. Innerhalb der **konservativen Behandlung** werden verkürzte Muskelgruppen behandelt und sowohl Bewegungseinschränkungen als auch Kraftdefizite ausgeglichen. Es werden Maßnahmen und günstigere Bewegungsabläufe besprochen und eingeübt, um weitere Überlastungen zu vermeiden. Nach einer **Operation** werden Beweglichkeit und Kraftaufbau bis zur vollständigen Wiederherstellung sämtlicher Funktionen erarbeitet.

Tennisellenbogen (*Epikondylitis humeri radialis*)

Als Tennisellenbogen wird ein lokal begrenztes Schmerzsyndrom auf der äußeren Seite des Ellenbogens bezeichnet. Es ist das häufigste **Überlastungssyndrom** am Arm. Dabei sind die Ansätze der am sogenannten Ellenbogenknorren entspringenden Muskeln, die für die Streckung des Handgelenkes und der Finger zuständig sind, und das umliegende Gewebe entzündet und schmerzen.

Symptome

Bei Belastung, aber teilweise auch in Ruhe kommt es zu dumpfen Dauerschmerzen, die in den Ober- und Unterarm ausstrahlen können. Die Streckung des Handgelenkes und der Finger kann den Schmerz auslösen. Außerdem besteht eine hohe Empfindlichkeit gegen Druck am Ellenbogenknorren. Beim Heben oder Tragen schwerer Lasten verstärkt sich der Schmerz stichartig, der Arm fühlt sich schwer an.

Ursachen

Die Ursachen des Tennisellenbogens sind nicht vollständig geklärt. Vermutlich führt eine dauerhafte Überlastung oder ungewohnt starke Belastung der Hand und des Handgelenkes zu einer chronisch erhöhten Muskelspannung der Handgelenks- und Fingerstreckmuskeln. Der übermäßige Zug der Muskeln an der Knochenhaut löst chronische Schmerzen aus. Oft kommt eine chronische Verspannung der Schulter- und Nackenmuskulatur hinzu, weil zur Vermeidung der Schmerzen und durch die Überlastung eine Fehlhaltung eingenommen wird. Dadurch erhöht sich die Schmerzempfindlichkeit des Arms. Häufig liegen die Ursachen in Kraft fordernden, einseitigen, monotonen Arbeits- und Bewegungsabläufen, die über die Kraftgrenze des Betroffenen gehen. Wie der Name schon sagt, kann dies Tennisspielen sein, aber auch lang anhaltendes Putzen oder das Arbeiten mit der Computer-Maus.

Diagnostik

Typisch für das Krankheitsbild ist der Druckschmerz über dem äußeren Oberarmknorren. Durch einen sogenannten **Provokationstest**, bei dem der Arzt gegen die gestreckten Finger drückt, kann die Diagnose gestellt werden. Zusätzlich wird die Muskelspannung der Schulter- und Nackenmuskulatur getestet, damit ein Schulter-Nacken-Syndrom mitbehandelt werden kann. Zum Ausschluss einer knöchernen Erkrankung oder Verletzung wird ein Röntgenbild gemacht. Weiterhin werden Erkrankungen ausgeschlossen, bei denen Nerven im Halswirbelbereich oder Unterarmbereich oder Blutgefäße eingeengt sind.

Behandlung

Konservativ

Bei einer umfassenden Behandlung kann die Erkrankung meist ohne Operation vollständig geheilt werden. Zunächst muss geklärt werden, welche Tätigkeiten zu der Überlastung geführt haben und wie sie dauerhaft vermieden werden kann. Bei starken Beschwerden sind eine zweiwöchige Ruhigstellung mit einer Gipsschiene sowie manuelle Therapie und sog. Friktionsmassagen sinnvoll.
Mögliche Anwendungen sind **Salbenverbände**, eine **Elektrotherapie** oder **Stoßwellentherapie**. Hilfreich ist auch das Tragen einer Druckmanschette, die es in Orthopädiefachgeschäften gibt.
Bei massiven Beschwerden ist die Einnahme von entzündungshemmenden, schmerzlindernden und nicht kortisonhaltigen Medikamenten erforderlich. Auch eine einmalige lokale Injektion eines Gemischs aus Betäubungsmittel und einem kortisonhaltigen Medikament kann die Schmerzen unterbrechen.

Operativ

Eine Operation wird selten und nur dann durchgeführt, wenn alle anderen Behandlungsmaßnahmen ohne Erfolg bleiben. Bei der Operation werden die Strecksehnen am Oberarmknorren abgelöst und schmerzleitende Fasern durchtrennt, sodass der Schmerz nicht mehr gespürt wird. Der Eingriff erfolgt meist ambulant unter einer Plexusanästhesie. Dabei wird ein Betäubungsmittel in die Nähe des Arm-Nervengeflechts gespritzt, das vom Halsbereich in die Achselhöhe zieht.

Handtherapie

Zur Senkung der Schmerzempfindlichkeit werden die schmerzenden Stellen und die betroffenen Muskelgruppen mit Eis behandelt. Spezielle Massagetechniken senken die erhöhte Muskelspannung und dehnen die verkürzten Muskeln. Der Therapeut zeigt dem Betroffenen Dehnungsmöglichkeiten, die er mehrmals täglich durchführen sollte. Thermische Anwendungen mit Wärme (z. B. heiße Rolle) lösen die erhöhte Muskelspannung. Beim Auftreten schmerzhafter Triggerpunkte ist eine **Triggerpunktbehandlung** sinnvoll. Gleichzeitig wird die Schulter-Nacken-Muskulatur durch vorbereitende **Massagen**, gezielte Lockerungs- und aufbauende **Kräftigungsübungen** behandelt. Auch hier kann eine Triggerpunktbehandlung sehr heilsam sein. Da es sich bei dieser Erkrankung um ein Überlastungssyndrom handelt, ist es wichtig, den Betroffenen im Hinblick auf schädigende Bewegungsabläufe genauestens zu beobachten. Das Erlernen ökonomischer, nicht schädigender Bewegungen und das Kennenlernen der Belastungsgrenzen sind unerlässlich, um einen andauernden Behandlungserfolg zu sichern. Manche Menschen spüren nicht ausreichend, wenn sie ihre Kräfte überschätzen und dadurch ihre Strukturen schädigen. Für sie ist ein körperorientiertes Arbeiten, das die Achtsamkeit und die Sensibilität fördert, wichtig. Psychischer Stress, z. B. durch überfordernde berufliche Belastungen, führt ebenfalls zu einer Erhöhung der Muskelspannung und unterstützt somit die Entstehung eines Tennisellenbogens. Hier ist die Klärung der belastenden Situation und evtl. das Erlernen einer Entspannungstechnik wie Autogenes Training, Progressive Muskelrelaxation, Tai Chi oder Yoga sinnvoll. Nach Abklingen der Symptome sollte auf eine ausgleichende sportliche Betätigung geachtet werden, um ein anhaltendes Behandlungsergebnis zu sichern. Hierfür bietet sich Schwimmen (vor allem Kraulen) oder ein leichtes Krafttraining für die gesamte Rücken-, Schulter- und Armmuskulatur an.

Mausarm und RSI-Syndrom *(Repetitive Strain Injury Syndrom)*

Hierbei handelt es sich um ein komplexes Krankheitsbild, das durch **chronische Überbelastung von Hand, Arm, Schulter und Nackenbereich** vor allem durch sich ständig wiederholende, monotone Bewegungen entsteht. Betroffen sind überwiegend Menschen, die viel mit der Computer-Maus oder der Tastatur arbeiten und dabei den restlichen Körper nicht oder kaum bewegen. Es wird vermutet, dass dabei kleinste Verletzungen Gewebeveränderungen und Narben verursachen, die aber bei rechtzeitiger Behandlung vollständig ausheilen.

Symptome

Symptome des Mausarms äußern sich in Schmerzen, Kraftverlust und Missempfindungen wie Kribbeln oder Brennen in Arm und Hand. Eine zusätzliche Rolle bei der **Entwicklung eines Mausarms** spielen vermutlich **folgende Faktoren**:

- Stress / längerfristige zu hohe Muskelanspannung
- Reduzierte Körperwahrnehmung
- Unphysiologische („schlechte") Körperhaltung
- Hohe Arbeitsbelastung
- Nicht ergonomisch gestalteter Arbeitsplatz

Wird der Mausarm nicht behandelt und die belastende Tätigkeit unverändert weitergeführt, kann es zum **chronischen RSI-Syndrom** (chronischer Mausarm) kommen.

Vorbeugung und Behandlung

Folgende Maßnahmen am Arbeitsplatz können der Entstehung eines Mausarms entgegen wirken:

- Ein körpergerechter Arbeitsplatz: Er sollte in der Höhe so eingerichtet sein, dass eine aufgerichtete, entspannte Sitzhaltung möglich ist, der Arm locker aufliegt und die Füße auf dem Boden stehen.
- Ein ergonomisch eingerichteter Computerarbeitsplatz: höhenverstellbarer und drehbarer Stuhl mit Armlehnen, eine ergonomisch gestaltete Maus / Tastatur, eine Handauflage vor der Tastatur, ein in Höhe und Blickwinkel verstellbarer Bildschirm.
- Regelmäßige, kurze Unterbrechungen der Arbeit mit Bewegungs- und Dehnungsübungen für Nacken, Schulter, Arm und Hand, noch bevor Schmerzen eintreten.
- Sportarten, die die Beweglichkeit, Dehnung und Kraft von Nacken, Schulter, Arm und Hand fördern (Gymnastik unterschiedlicher Art, Walken mit Stöcken, Tennis, Squash, Schwimmen, Trainingstherapie an Geräten etc.).

Gehen die Symptome durch die aufgeführten Maßnahmen nicht zurück, ist eine ärztliche Behandlung notwendig. Durch Ruhigstellung und Kühlung sowie schmerzstillende und entzündungshemmende Medikamente klingt der Schmerz ab. Bei anhaltenden Beschwerden ist eine ergotherapeutische Behandlung erforderlich. Dort werden ergonomische Veränderungen am Arbeitsplatz besprochen, Haltungskorrekturen erarbeitet, verkürzte Muskelgruppen behandelt und Bewegungseinschränkungen als auch Kraftdefizite ausgeglichen. Wichtiger Bestandteil der Behandlung ist die Anleitung zu konkreten Bewegungs- und Dehnungsübungen, damit eine Wiedererkrankung vermieden wird. Unter Umständen ist eine Beratung zur Gestaltung des ergonomischen Arbeitsplatzes in der Arbeitsstelle des Betroffenen möglich.

Sehnenscheidenentzündung *(Tendovaginitis)*

Bei einer Sehnenscheidenentzündung (auch **Tendovaginitis** genannt) entzündet sich das Gewebe, das die Sehne umhüllt. Am häufigsten entstehen Sehnenscheidenentzündungen am **Handgelenk**. Die Entzündung kann jedoch auch an jeder anderen Sehne auftreten, die in einer Sehnenscheide verläuft. Diese umhüllt und schützt die Sehne überall dort vor übermäßiger Reibung, wo sie direkt auf dem Knochen oder um einen Knochenvorsprung verläuft. Durch die Gelenkschmiere (**Synovia**) in ihrem Inneren verbessert sie außerdem die Gleitfähigkeit der Sehnen. Wird eine Sehnenscheidenentzündung nicht rechtzeitig erkannt und behandelt, kann sie chronisch werden.

Symptome

Durch die stetige Reibung raut die Sehnenscheide auf und entzündet sich. Dies führt zu den typischen stechenden oder ziehenden **Schmerzen** und einem oft hör- und fühlbaren Knirschen, wenn man das Gelenk bewegt. Aber auch Infektionen können eine Sehnenscheidenentzündung hervorrufen. Die betroffene Stelle kann gerötet, angeschwollen und überwärmt sein. Besteht eine chronische Sehnenscheidenentzündung, können sich knotige Verdickungen bilden.

Ursachen

Eine Sehnenscheidenentzündung entsteht, wenn bestimmte Sehnen übermäßig stark beansprucht werden. So reizen zum Beispiel sich häufig wiederholende oder starke Belastungen die Sehnenscheide. Überwiegend führen anhaltende, monotone Bewegungen, eine dauerhaft falsche Haltung oder eine ständige Kraftüberforderung zu einer Sehnenscheidenentzündung. Bewegt man sich ständig gleich und nimmt dauerhaft eine falsche Position ein, reibt die betroffene Sehne übermäßig stark über den Knochen. Dadurch nutzt sich die Sehnenscheide mit der Zeit ab: Ihre Wände rauen auf und kleine Verletzungen können sich entzünden.

Berufliche und **private Tätigkeiten**, die zur **Sehnenscheidenentzündung führen** können:

- Arbeiten am Computer, vor allem wenn die Arbeitsplätze nicht ergonomisch sind, z. B. nicht angepasste Tischhöhe, ungünstige Computer-Maus, falsch eingerichtete Tastatur
- Klavier, Gitarre, Geige oder andere Streichinstrumente spielen
- Gleichförmige Handbewegungen in der industriellen Produktion
- Anhaltendes Arbeiten an Ladenkassen mit viel Warentransport

- Berufliches Massieren, körpertherapeutisches / pflegerisches Arbeiten mit den Händen
- Berufliches Haareschneiden
- Bodenturnen, Geräteturnen, Klettern, Hanteltraining
- Von Hand schreiben - vor allem in Fehlhaltungen mit zu stark gebeugtem Handgelenk, wie bei manchen Linkshändern, die in einer „Hakenhandstellung" schreiben - oder bei einer verkrampften Stifthaltung
- Babys / Kleinkinder heben und tragen, vor allem, wenn die Muskulatur von Händen / Armen / Schultern untrainiert ist
- Auch entzündliche Gelenkerkrankungen und Infektionen können zu einer Sehnenscheidenentzündung führen
- Auch nach einer offenen Verletzung im Bereich der Sehnenscheide kann sich diese entzünden

Die Sehnenscheidenentzündung ist mittlerweile für einige Risikogruppen als **Berufs-krankheit** anerkannt.

Diagnostik

Der Arzt stellt die Diagnose meist anhand der Symptome, der Schilderung der Lebens-umstände und spezifischen Belastungen sowie der Krankengeschichte des Betroffenen. Ein erhöhter Harnsäurespiegel unterstützt den Verdacht auf eine Entzündung. In un-klaren Fällen können durch eine Röntgenaufnahme knöcherne Erkrankungen und durch eine Untersuchung des Blutes rheumatische Erkrankungen ausgeschlossen werden.

Behandlung

Konservativ

Bei der Sehnenscheidenentzündung erfolgt in der Regel eine konservative Therapie. Folgende **Möglichkeiten** bieten sich an:

- Vermeiden der auslösenden Tätigkeit und Ruhigstellung mit einer Gipsschiene bis zum Abklingen der Symptome
- Anlegen eines Stützverbandes / einer Handgelenksbandage oder einer Schiene, die mit Klettband verschlossen wird
- Vorsichtiges Kühlen mit Kühlpacks wirkt der Entzündung entgegen
- Manchen Menschen tun auch Wärmeanwendungen gut, wenn keine akute Entzündung vorliegt
- Auftragen einer schmerz- und entzündungshemmenden Salbe
- Bei akuten, starken Schmerzen kann der Arzt ein örtliches Betäubungs-mittel in die Nähe des Nervs spritzen, der den Schmerz verursacht (Nerven-blockade)

- Einige Ärzte und Therapeuten behandeln mit einer Salbe, die den Wirkstoff DMSO enthält. Dieser wirkt entzündungshemmend, schmerzlindernd und beeinflusst das Narbengewebe positiv
- Bei **chronischen und schweren Fällen** können lokale Spritzen mit einem Cortisonpräparat gegen die Entzündung und Schwellung helfen. Ist die Ursache für die Sehnenscheidenentzündung eine Infektion, sollte der Erreger mit einer Blutuntersuchung bestimmt und eine Behandlung mit dem entsprechenden Antibiotikum durchgeführt werden

Operativ
In besonders schweren Fällen hilft eine Operation weiter. Hierbei wird die Sehnenscheide entfernt.

Selbsthilfe, Vorbeugung und Handtherapie

Vermeidung einer Sehnenscheidenentzündung
Eigene Überlegungen und Beratungen im Rahmen einer ergotherapeutischen Handtherapie zu folgenden Themen können die Ursache klären und durch ein verändertes Bewegungsverhalten Abhilfe schaffen:

- Am **Computer**: Ein Polster vor der Tastatur entlastet die Handgelenke ebenso wie eine flach auf dem Tisch liegende Tastatur (gerade Stellung der Handgelenke)
- Eine **große, ergonomisch geformte Computer-Maus** ermöglicht eine lockere Arm- und Handhaltung
- Bei **langfristigen monotonen Bewegungen** muss häufiger eine längere Pause eingelegt werden, bevor die Erschöpfung schmerzlich spürbar ist (mindestens jede Stunde für 10 Minuten)
- **Aufwärmen** und **Dehnen** der **Hand- und Armmuskeln** vor einer starken Beanspruchung schützen vor Verkrampfung und Fehlstellungen
- Bei Kraftüberlastungen sollte ein systematisches, professionell angeleitetes **Kraftaufbautraining** durchgeführt werden
- **Abwechslung in Bewegungs- und Arbeitsabläufen** schützt vor einseitigen Belastungen

Eine ausführliche Beratung über die ergonomische Gestaltung des Arbeitsplatzes erfolgt im Rahmen einer ergotherapeutischen Handtherapie.

Rheumatische Erkrankungen

Wenn die Fingergelenke schmerzen, zunehmend - vor allem morgens - steif sind und die Kraft beim Greifen eingeschränkt ist, kann dies auf erste Anzeichen eines entzündlichen **Gelenkrheumas** hindeuten. Die Ursache ist eine Autoimmunkrankheit, die dazu führt, dass das körpereigene Abwehrsystem das Gewebe der Gelenkinnenhaut angreift. Es gibt unterschiedliche Formen der Erkrankung: die **rheumatische Arthritis** (Arthritis = Gelenkentzündung) und die **Lyme-Arthritis** (auch Borreliose genannt). Diese Art der Arthritis entsteht durch einen Zeckenbiss. Die Borrelien setzen sich in einer Gelenkhöhle fest und können nur mit einer Gelenkpunktion nachgewiesen werden. Teilweise rufen sie noch nach Jahren eine Entzündung hervor. Meist ist nur ein Gelenk betroffen. Es ist gerötet und geschwollen, schmerzt aber nicht immer. Gelenkveränderungen und Fehlstellungen entstehen erst nach längerer Erkrankung. Die Behandlung erfolgt durch Antibiotika.

Die **chronische Polyarthritis** (Polyarthritis = Gelenkentzündung mehrerer Gelenke) ist eine in Schüben verlaufende oder fortlaufend sich steigernde Erkrankung. Menschen aller Altersgruppen sind betroffen, Frauen häufiger als Männer. Es gibt viele unterschiedliche Formen der Erkrankung. Alle Gelenke des Körpers können betroffen sein, nachfolgend steht jedoch die Hand im Vordergrund. Durch die Bildung von Antikörpern gegen körpereigene Substanzen kommt es zur Entzündung und dadurch zur Veränderung und letztlich Zerstörung von Knorpelgewebe, Knochen und anderen Gelenkanteilen. Der Bandapparat, der die Gelenke stabilisiert, wird gedehnt und zerstört. Die Hand zeigt Verformungen und ist massiv in ihrer Funktion beeinträchtigt. Dazu trägt auch bei, dass der Körper versucht, die entstandene Instabilität durch eine Erhöhung der Muskelspannung auszugleichen. Betroffen sind meist das Handgelenk und die Fingergrund- und Fingermittelgelenke.

Symptome

- Schmerzen bei Bewegung und Druck
- Rötung und Schwellung der Gelenke
- Morgensteifigkeit
- Bewegungseinschränkung
- Instabilität des Gelenks
- Kraftmangel
- Teilweise Rheumaknoten

Symptome im fortgeschrittenen Stadium

- Fehlstellung der Gelenke
- Luxationen, Atrophien der Gewebe
- Sehnenrupturen (Risse)
- Missempfindungen (Parästhesien) wie Kribbeln oder Stechen

Diagnostik

Eine fundierte Diagnostik durch einen erfahrenen Facharzt für Rheumatologie umfasst folgende Aspekte:

- Tast- und Sichtbefund
- Röntgenbefund
- Blutuntersuchung
- Erst bei der Operation: Befund der Synovialis (Knorpelgewebe) und Untersuchung eines Rheumaknotens

Behandlung

Die Erkrankung verläuft in verschiedenen Stadien, die nach Schweregraden eingeteilt werden. Je nach Stadium sind die Behandlungsinhalte individuell an die Bedürfnisse und Probleme des einzelnen Betroffenen anzupassen. Eine dauerhafte Behandlung mit Medikamenten und physikalischen Maßnahmen ist erforderlich.

Konservativ

Maßgeblich sind hier tägliche Bewegungsübungen nach einem systematischen Behandlungsschema, das vom Handtherapeuten mit dem Betroffenen erarbeitet und eingeübt wird. Dabei müssen die individuellen Gelenkprobleme und Deformitäten berücksichtigt werden. Wenn Schmerzen reduziert, Fehlstellungen vermieden oder Gelenke stabilisiert und korrigiert werden sollen, ist eine Schienenversorgung erforderlich. Bei fortgeschrittener Erkrankung können hiermit auch Sehnenrupturen (Risse) und Kontrakturen vermieden werden. Die Schienen müssen leicht sein, um durch ihr Gewicht nicht zusätzlich zu belasten, und unproblematisch angelegt werden können. Ihre Wirkungsweise sollte verständlich sein. Nur dann werden die Schienen als Unterstützung akzeptiert.

Operativ

Zur Behandlung der chronischen Polyarthritis kommen folgende **Operationen** infrage:

Synovektomie: Bei dieser Operation wird das Synovialgewebe (Gewebe der Gelenkinnenhaut) entfernt, manchmal auch vorbeugend, um weitere Gelenkdeformierungen zu vermeiden.

Tenosynovektomien: Bei dieser Operation wird das entzündete und verdickte Synovialgewebe entfernt, das bei den Sehnen zu Auffaserungen und Rupturen führt. Gleichzeitig werden Sehnen gesucht, die von Rupturen bedroht oder bereits ruptiert sind, um sie durch sogenannte Sehnenkoppelungen oder Verlegungen (Transpositionen) zu „reparieren".

Sehnenrekonstruktion / Transposition: Wenn es durch massive Sehnendefekte zu Deformitäten gekommen ist (deformiert = aus der Form geraten), wird eine Operation zur Wiederherstellung der betroffenen Sehne durchgeführt. Weiterhin gibt es die Möglichkeit, Sehnen zu verlegen (Transposition).

Arthrodese / Prothese: Ist eine Deformität fixiert und eine Rekonstruktion oder Transposition nicht mehr möglich, wird eine Arthrodese (Versteifung des Gelenks) vorgenommen oder eine Prothese eingesetzt. Wenn Fingergrund- und Fingermittelgelenke sehr instabil sind, erfolgt ebenfalls eine Arthrodese. Dazu werden die Gelenke in einer leichten Beugung fixiert, damit eine günstige Handfunktion möglich ist. Auch am Daumen kann eine Arthrodese erforderlich werden. Das Handgelenk kann, bedingt durch die anatomischen Gegebenheiten, sehr instabil werden. Um massive Fehlstellungen zu korrigieren und Schmerzen zu reduzieren, werden dann Handgelenksarthrodesen durchgeführt. Die Voraussetzungen sind so günstig, um wieder mehr Fingerkraft zu bekommen und erforderliche Korrekturen der Fingergelenke vorzunehmen.

Endoprothesen (Gelenkersatz): Die operative Versorgung mit einer Endoprothese wird vorgenommen, wenn Gelenke völlig zerstört sind und massive Fehlstellungen eine Greiffunktion verhindern. Voraussetzung für einen Behandlungserfolg ist, dass genügend Stabilität, Beweglichkeit und Muskelkraft für die entsprechende Bewegung vorhanden sind. Endoprothesen-Operationen können am Handgelenk und an den Grund- und Mittelgelenken der Finger erfolgen. Dazu werden die zerstörten Gelenkflächen abgetrennt, der entsprechende Knochenschaft geöffnet und die Gelenkprothesen eingepasst.

Nachbehandlung

Nach der Operation wird die Hand für 8-10 Tage mit einer Gipsschiene ruhiggestellt. Die Kühlung mit Eis und die Ödemprophylaxe sind unabdingbar für den Heilungserfolg. Die nicht operierten Gelenke müssen schon frühzeitig regelmäßig bewegt werden, damit sie nicht steif werden.
Nach einer Handoperation wird auch häufig eine Versorgung mit Schienen aus thermoplastischem Material durchgeführt. Die Schienenversorgung übernehmen in spezialisierten Kliniken und in Praxen Ergotherapeuten, die sich auf dieses Fachgebiet spezialisiert haben und eng mit den Chirurgen zusammenarbeiten. Die Schiene schützt die Gelenke während des Heilungsprozesses und hilft, Fehlstellungen zu vermeiden. Weiterhin müssen die operierten Gelenke in physiologischer Stellung stabilisiert werden, um eine Überdehnung der Gelenkkapseln und Bänder zu vermeiden. Während des Heilungsprozesses und der Schienenbehandlung müssen die nicht operierten Gelenke unter therapeutischer Anleitung unbedingt bewegt werden, da es sonst zu Kontrakturen (Versteifungen) kommen kann.

Handtherapie

In der ergotherapeutischen Handtherapie geht es vorwiegend um eine umfassende **Aufklärung** und das **Gelenkschutztraining**. Nur wenn der Betroffene versteht, wie es zu den Deformitäten kommt und wie sie zu vermeiden sind, kann er selbst seinen Krankheitsverlauf kontrollieren. Gelenkschädigende Greif- und Bewegungsarten müssen unbedingt vermieden werden. Auch die Wahl der Handstellung in Ruhe ist wichtig. Zur Durchblutung und Ernährung der Gelenke und um das eingeengte Bewegungsspiel zu verbessern, werden in der Handtherapie unter leichtem Zug (Traktion) die Gelenke mobilisiert. Bewegungs- und Kräftigungsübungen finden unter akkurater Berücksichtigung des Gelenkschutzes statt.

In der Handtherapie arbeiten Ergotherapeuten und Physiotherapeuten eng zusammen. Die Zusatzausbildungen für Handtherapeuten werden von beiden Berufsgruppen wahrgenommen und so ähneln sich die Behandlungsmethoden zum Teil sehr. Um Fehlstellungen zu verhindern, müssen die Verkürzungen einzelner Muskelgruppen durch zielgerichtete Muskeldehnungs- und Massagetechniken behandelt werden. Die erhöhte Muskelspannung entsteht als Folge darauf, dass der Körper versucht, die entstandene Instabilität des Gelenks durch eine Erhöhung der Muskelspannung auszugleichen. Durch die Verkürzungen der Muskeln kann es zu sehr schmerzhaften Triggerpunkten kommen, die man mit einer Triggerpunktbehandlung lösen sollte.

Arthrose / Rhizarthrose

Fehl- oder Überbelastungen über einen längeren Zeitraum können zu Abnutzungserscheinungen in den Gelenken führen. Durch die dauerhafte Fehlstellung wird der Knorpel nicht richtig ernährt und die Knorpelzellen sterben ab. Infolgedessen wird die Knorpelschicht immer dünner und kann die Gelenkflächen nicht mehr schützen. Das Gelenk entzündet sich. Ist die Knorpelschicht ganz zerstört, wird auch das Knochengewebe angegriffen. Die Erkrankung wird aber auch durch Veranlagung ausgelöst.

Symptome / Arthroseformen
Durch die Zerstörung der Knorpelschicht und des Knochengewebes werden die Gelenke stark verformt. Sie sind verdickt und schmerzen. Der Schmerz schränkt die Bewegungsfunktionen zunehmend ein.

Einige typische Arthroseformen der Hände:
Die **Rhizarthrose** betrifft das Sattelgelenk des Daumens (siehe Abb. 3). Sie kommt überwiegend bei Frauen zwischen dem 50. und 60. Lebensjahr vor und kann sehr schmerzhaft und störend sein, da der Daumen für alle Greifarten und für die Feingriffe mit Daumen, Zeige- und Mittelfinger wichtig ist. Die große Bewegungsfreiheit des Daumens und die hohe Belastung bei schweren Arbeiten machen das Daumensattelgelenk anfällig für eine Arthrose.
Die **Heberden-Arthrose** betrifft die Fingerendgelenke mit Verformungen und Knötchenbildung (Rheuma-Knötchen) an deren Seiten.
Bei der **Bouchard-Arthrose** sind die Mittelgelenke der Finger betroffen.
Die **Handwurzelknochen** erhalten ihre Beweglichkeit durch die kleinen Gelenke, die zwischen ihnen liegen. Diese Gelenke können ebenfalls von einer Arthrose betroffen sein.
Auch am **Handgelenk** kann eine Arthrose auftreten. Sie führt zu Schmerzen und Einschränkungen der Handgelenksbeugung und -streckung. Tätigkeiten wie Heben, Tragen, Drehen und jeder kräftige Einsatz der Finger können sehr schmerzhaft sein.

Diagnostik

Die Erkrankung lässt sich leicht durch den Sichtbefund und Bewegungstests diagnostizieren. Röntgenaufnahmen zeigen verschmälerte oder nicht mehr vorhandene Gelenkspalte. Die Knochen sind in Gelenknähe in ihrer Struktur und Form verändert, sodass teilweise Knochenzacken schmerzhaft in die umgebenden Gewebe hineinragen.

Behandlung

Konservativ

Bevor medikamentöse oder gar operative Maßnahmen in Betracht gezogen werden, sollte immer erst die Situation untersucht werden, die zu der Fehlstellung und Überlastung geführt hat. Durch Beratung über die persönlichen Lebensumstände, Beobachtung gelenkschädigender Bewegungsarten und Arbeitsweisen und deren Änderung kann zumindest ein Fortschreiten der Gelenkschädigung verhindert werden. Zu den wichtigen Bestandteilen einer ärztlichen und handtherapeutischen Therapie bei einer Arthrose zählen eine grundlegende Unterweisung zum Erlernen gelenkschonender, ergonomischer Bewegungsarten im beruflichen und persönlichen Alltag und das Kennenlernen und Respektieren der körperlichen Leistungsgrenzen. **Zielgerichtete Massagetechniken** helfen dabei, aus Fehlbelastungen entstandene Muskelverspannungen zu lösen. Dadurch wird die Beweglichkeit der Gelenke verbessert und das Wiedererlangen gelenkschonender Bewegungen unterstützt. Durch thermische Anwendungen oder Bestrahlungen können die Durchblutung und der Stoffwechsel der betroffenen Gewebe verbessert werden.

Medikamentös

Bei der medikamentösen Behandlung stehen folgende Behandlungsziele im Vordergrund:

- Das Fortschreiten der Erkrankung verhindern
- Schmerzen lindern

Operativ

Wenn größere Rheuma-Knötchen stark schmerzen und durch eine konservative Behandlung keine Besserung erreicht wird, können sie entfernt werden. Bei weit fortgeschrittener Zerstörung der Gelenke kann ein Gelenkersatz die Handfunktion verbessern. Starke Schmerzen und die massive Bewegungseinschränkung bei einer fortgeschrittenen Rhizarthrose erfordern immer einen operativen Eingriff.
Dabei gibt es verschiedene Operationstechniken. Die sogenannte **Resektionsarthroplastik** hat sich besonders bewährt. Bei dieser Operation wird das große Vieleckbein (siehe Abb. 3) entfernt und der Daumen mit einer Sehnenschlinge stabilisiert. Dadurch können die schmerzenden Gelenkflächen nicht mehr aufeinanderreiben.

Nach einer Ruhigstellung von 6 Wochen und anschließenden Bewegungsübungen in der Handtherapie kann der Daumen annähernd normal bewegt werden. Schwere Tragearbeiten und Stützen sind in den ersten 3 Monaten nicht erlaubt. Danach werden aufbauende Kräftigungsübungen bis zu 6 Monaten nach der Operation durchgeführt. Trotzdem muss mit einer leichten Kraftminderung gerechnet werden.

Sehr selten wird eine Versteifung des Daumensattelgelenks oder eine endoprothetische Versorgung durchgeführt.

Handtherapie
Die Handtherapie bei Arthrose ist fächerübergreifend.

Ödemprophylaxe und –behandlung sowie die **Narbenbehandlung** stehen an erster Stelle.

Passive Gelenkmobilisation (u. U. unter leichtem Zug) vergrößert den Gelenkspalt und ermöglicht dadurch einen größeren Bewegungsspielraum. Zudem können dadurch die Gelenkgewebe wieder besser ernährt und durchblutet werden.

Aktive Bewegungsübungen unter Berücksichtigung ergonomischer Gesichtspunkte können die Bewegungsfunktionen verbessern und ein Fortschreiten der Erkrankung verhindern. Hierzu ist ein aktiver Lernprozess des Betroffenen notwendig, in dem die Vermeidung gelenkschädigender Bewegungsabläufe analysiert wird und günstigere, besser dosierte Bewegungen trainiert werden.

Thermische Anwendungen reduzieren die Beschwerden und unterstützen die Mobilisierung der Gelenkfunktion. Wärmeanwendungen lockern die Gewebe, Kälteanwendungen lindern Entzündungen.

Durch **gezielte Massagen** an den betroffenen Muskelgruppen können Fehlspannungen normalisiert und dadurch Fehlstellungen verbessert werden.

Ergotherapeutische Behandlung

Gelenkschutztraining – Beobachtung und Beratung helfen dem Betroffenen, gelenkschädigende Bewegungen selbst zu erkennen, günstigere Alternativen zu verstehen und mit zielgerichteten, alltagsrelevanten Übungen so zu automatisieren, dass sie im persönlichen und beruflichen Alltag angewandt werden können. Sind massive Gelenkschäden bereits aufgetreten, können Hilfsmittel Kraft zehrende Tätigkeiten erleichtern oder nicht mehr mögliche Bewegungen kompensieren. Hierbei ist eine individuelle Hilfsmittelberatung und -erprobung erforderlich.

Die ergotherapeutische Behandlung **nach Operationen** umfasst neben den o. g. Maßnahmen der Handtherapie folgende Bereiche:

- Schienenversorgung und -behandlung
- Hilfsmittelversorgung und -beratung

Morbus Dupuytren

Hierunter versteht man eine Erkrankung der straffen Bindegewebsfasern in der Hohlhand und den Fingerinnenflächen (nach dem Pariser Chirurgen Dupuytren auch Dupuytren-Kontraktur genannt). Dabei kommt es zu knotigen, strangartigen Verdickungen und Hauteinziehungen. Die betroffenen Finger werden mehr und mehr in die Beugung gezogen, die Gelenkkapseln und das Hautgewebe schrumpfen, sodass keine vollständige Streckung der Finger mehr möglich ist.

Ursachen

Die Ursache der Erkrankung ist nicht bekannt und es gibt bisher noch keine wirksame konservative Behandlung. Die Erkrankung beginnt überwiegend zwischen dem 50. und dem 70. Lebensjahr, verläuft meist langsam und befällt häufiger Männer als Frauen. Es können alle Finger betroffen sein, in der Regel sind es Mittel- und Ringfinger einer, meist jedoch beider Hände. Im fortgeschrittenen Stadium bereitet es erhebliche Schwierigkeiten, die erkrankten Finger zu strecken und abzuspreizen. Dies führt zu zunehmend eingeschränkten Bewegungen bei Verrichtungen des täglichen Lebens. Die Erkrankung ist nicht bösartig und meist nicht schmerzhaft. Eine Operation führt nicht zur Heilung, sondern bringt lediglich eine Verbesserung der alltagsrelevanten Handfunktionen. Später kann es zum erneuten Auftreten der Veränderungen kommen.

Operation

Die Operation wird erst dann durchgeführt, wenn die Handfunktion gestört ist und sich Kontrakturen in den Gelenken gebildet haben. Wenn allerdings zu lange gewartet wird, ist das Operationsergebnis nicht optimal. Dann kann ein bleibendes Streckdefizit vor allem im Mittelgelenk des betroffenen Fingers zu bleibenden funktionellen Problemen führen.

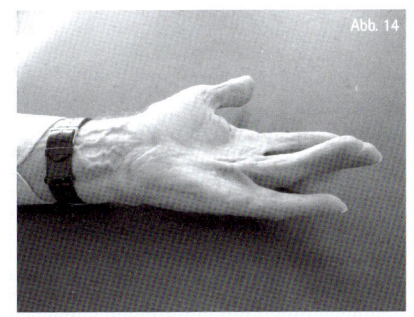

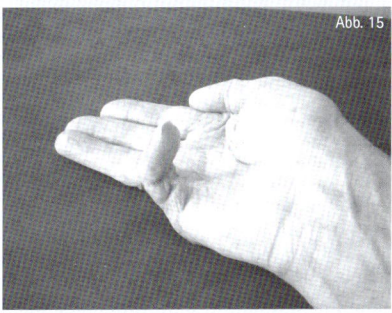

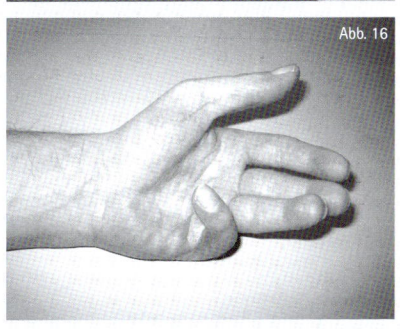

Verschiedene Stadien der Dupuytren-erkrankungen:

Stadium 2 (Abb. 14), Stadium 3 (Abb. 15) und Stadium 4 - Hand bei max. Streckbarkeit (Abb. 16)

(aus: Ergotherapie und Rehabilitation 8, 2008; mit freundlicher Genehmigung von H. Barth)

Die Operation kann sowohl unter Leitungsbetäubung (Regionalanästhesie = durch das Einspritzen eines Betäubungsmittels werden vorübergehend Nervenbahnen unterbrochen) und künstlicher Blutleere als auch in Vollnarkose durchgeführt werden. Je nach Schwere der Erkrankung und des Allgemeinzustands des Patienten werden in der 1,5- bis 2,5-stündigen Operation die betroffenen Fasern entfernt und teilweise auch die, die erfahrungsgemäß befallen werden könnten. Der Schnitt wird meist in Zickzackform geführt, um die Hautspannung zu reduzieren. Zum Abfluss des Wundsekrets wird eine Drainage gelegt. Nach der Operation wird die Hand mit einem Druckverband und einer Gipsschiene versorgt und zur Vermeidung einer Schwellung hoch gelagert. Der Verband sollte so klein wie möglich gehalten sein, um mögliche Bewegungen nicht zu beeinträchtigen. Der **Klinikaufenthalt** dauert durchschnittlich 3-4 Tage. Nach 10–14 Tagen können die Fäden gezogen werden. Nach 5–10 Tagen kann die Gipsschiene entfernt und im Rahmen der Ergotherapie eine thermoplastische, abnehmbare Schiene angefertigt werden. So ist der Wechsel zwischen bequemer Lagerung und aktiven Bewegungsübungen leichter möglich.

Handtherapie und häusliche Übungen

Die Behandlung mit Dehnungs- und Bewegungsübungen und die Schienenbehandlung beginnen bereits einen Tag nach der Operation und müssen über mehrere Monate hinweg erfolgen. Um die volle Gebrauchsfähigkeit der Hand wiederherzustellen, sollte die Übungsbehandlung bis zu 2–3 Mal pro Woche durchgeführt werden. Dabei steht die durch die Operation erreichte Streckung der Finger im Vordergrund der Behandlung. Damit der Patient die täglichen Übungen sorgfältig ausführen kann, benötigt er eine strukturierte Anleitung für die individuell angepassten häuslichen Übungen. Wenn die Wunde gut verschlossen ist und keine Entzündungen bestehen, können lauwarme **Handbäder** angewandt werden.

Zur Abschwellung wird der Arm im Liegen, Sitzen und Stehen häufig hoch gelagert. Einmal pro Stunde werden beide Hände hoch über den Kopf gehoben und wiederholt (je 10-20x) leicht geöffnet und geschlossen (Muskelpumpe).

Folgende **Bewegungsübungen** werden 5x täglich durchgeführt:

- Fingergelenke je 30x so weit beugen und strecken, wie dies ohne Schmerzen möglich ist.
- Den Daumen wechselnd zu jedem Finger führen und leicht abspreizen. Das Bewegungsausmaß sollte mit einem Therapeuten besprochen werden.
- Unter Anleitung des Therapeuten, der die erforderlichen Griffe zur Immobilisation der benachbarten Gelenke zeigt, erfolgen vorsichtige Bewegungsübungen der einzelnen Fingergelenke zur Förderung des Sehnengleitens.
- Schultern, Ellenbogen und Handgelenke werden wie folgt leicht durchbewegt: Schultern mit ausgestreckten Armen kreisen; Ellenbogen mit seitlich ausgestreckten Armen anwinkeln und wieder strecken; Handgelenke in verschiedenen Positionen strecken und beugen.

Eine intensive **Narbenbehandlung** in der Ergotherapie und 3x täglich zu Hause ist nach dieser Operation besonders wichtig, ebenso die Pflege der verhärteten Haut. Milde Fett- und Narbensalben können nach dem Verschluss der Wunde mit einer elektrischen Zahnbürste besonders gut in die Haut einmassiert werden. Sobald es der Arzt erlaubt, kann die Hand ohne Kraft und mit reduziertem Tempo bei Alltagsverrichtungen eingesetzt werden. Dabei aber darauf achten, dass kein Schmerz entsteht und kein Druck auf die Handfläche ausgeübt wird.

Heilungsverlauf / Übungsaufbau

Nach **ca. 3 Wochen** zunehmend die einzelnen Gelenke der Finger beugen, damit die Sehnen gleiten können und Verklebungen vermieden werden. Die Übungen zur Streckung werden weiterhin durchgeführt, leichte Stützübungen auf die Hand werden hinzugenommen.

Nach **ca. 4–5 Wochen** kann mit leichten Kräftigungsübungen begonnen werden. Wenn ein größeres Streckdefizit besteht, ist die Verordnung einer individuell angepassten Schiene erforderlich. Sie wird nach Anleitung zunehmend bis zu 4x je eine Stunde am Tag und möglichst während der ganzen Nacht getragen. Häufig ist das Tragen einer Streckschiene für einen Zeitraum von 3–6 Monaten erforderlich, um das Zusammenziehen der Narbe zu verhindern.

Nach der 6. Woche ist die Hand meist wieder vollständig einsatzfähig und kann zunehmend voll belastet werden. Lediglich Arbeiten mit kraftvollem, ausdauerndem Faustschluss wie z. B. Gartenarbeit, Putzarbeiten, handwerkliche Tätigkeiten wie Hämmern, Sägen oder Schleifen und das Tragen von Taschen und anderen schweren Gegenständen dürfen noch nicht durchgeführt werden.

Auch die Behandlung des Narbengewebes ist weiterhin wichtig, um zu einem guten Behandlungsergebnis zu kommen. Die Narbe wird nun mit Druck massiert und dabei verschoben, um sie beweglicher zu machen. Bei harten Narben können auch zusätzlich Silikongel oder Silikonstreifen eingesetzt werden.

Die Handtherapie ist meistens nach der 8. Woche abgeschlossen.

Verletzungen der Hand

Knochenbrüche *(Frakturen)*

Knochenbrüche können an allen Körperstellen auftreten. Hier sind nur die häufigsten Frakturen im Bereich von Hand und Arm aufgeführt. Bei schwereren Verletzungen sind häufig umliegende Strukturen wie Bänder, Sehnen, Blutgefäße oder Nerven mit betroffen. Es gibt offene und geschlossene Brüche. Offene Brüche müssen immer operativ versorgt und während des Heilungsprozesses wegen der Gefahr einer Entzündung sorgfältig beobachtet werden.

Distaler Radiusbruch

Die distale Radiusfraktur (distal = körperfern; Radius = Speiche) ist die häufigste Fraktur des Menschen. Sie wird überwiegend durch Stürze verursacht. Je nach Schwere der Verletzung und Lebensalter des Betroffenen kommt es zu glatten Brüchen oder Trümmerbrüchen. Häufig sind umliegende Bänder oder auch andere Strukturen mit betroffen. Die Speiche hat Kontakt mit der Elle und der körpernahen Handwurzelreihe. Sie ist an der Bewegung des Handgelenks und der Drehbewegung im Unterarm beteiligt. Eine Fehlstellung führt zu einer massiven Einschränkung der Beweglichkeit und damit der Selbstversorgung des Betroffenen.

Behandlung

Konservativ
Eine einfache distale Radiusfraktur lässt sich unter Zug von einem erfahrenen Unfallarzt einrichten und heilt mit einer Gipsruhigstellung nach 4–6 Wochen aus. Der Gips muss so angelegt sein, dass die Finger frei beweglich sind und der Faustschluss möglich ist, damit die Fingergelenke nicht versteifen. Die exakte Stellung der Knochenteile sollte während des Heilungsprozesses durch Röntgenkontrollen überwacht werden, denn Verschiebungen können zu massiven Beeinträchtigungen der Bewegungsabläufe führen.

Operativ
Ist die Fraktur verschoben oder instabil, wird eine Operation durchgeführt. Es gibt mehrere Verfahren: Kostenintensiv, aber wirkungsvoll ist die Versorgung mit einer sogenannten winkelstabilen Platte. Damit können auch osteoporotische Knochen sicher fixiert werden (Osteoporose = Skeletterkrankung, bei der die Knochenmasse über das normale Maß hinaus abnimmt und die Knochenstruktur sich verschlechtert). Wenn keine Komplikationen entstehen und die Platte gut liegt, muss sie nicht immer entfernt werden.

Handtherapie

Je nach Heilungsverlauf, Schwere der Verletzung, Alter und Schwierigkeiten des Betroffenen im Heilungsprozess kann nach einer kurzen Therapiephase die volle Funktionsfähigkeit wiederhergestellt werden. Sind durch zusätzliche strukturelle Schädigungen oder längerfristige Ruhigstellungen Bewegungseinschränkungen vorhanden, muss die Handtherapie systematisch über einen längeren Zeitraum durchgeführt werden, bis die Funktion möglichst vollständig wiederhergestellt ist.

Handwurzelbrüche: Kahnbeinbruch

Alle Handwurzelknochen können brechen, die häufigste Fraktur ist aber der Kahnbeinbruch. Das Kahnbein (Os scaphoideum – siehe Abb. 3) ist ein wichtiger Handwurzelknochen, es verbindet das Handgelenk mit der Mittelhand und befindet sich zwischen Speiche und Daumen. Weil bei einem Sturz auf die ausgestreckte Hand große Kräfte darauf einwirken, bricht es häufiger als die anderen Handwurzelknochen.

Symptome

Beim Bruch des Kahnbeins entstehen Schmerzen am Handgelenk an der Speichenseite, vor allem bei Belastung oder Stauchung; das Handgelenk ist geschwollen. Teilweise sind die Symptome schwach ausgeprägt, sodass keine ärztliche Diagnostik stattfindet. Dabei besteht die Gefahr, dass durch eine Fehlstellung ein sogenanntes Falschgelenk (Pseudarthrose) entsteht. Infolgedessen kann es langfristig zu einem frühzeitigen Gelenkverschleiß (Arthrose) kommen.

Ursachen

Das Kahnbein bricht meist beim Sturz auf die ausgestreckte Hand bei sportlichen Aktivitäten wie Inlineskaten oder Mountainbiken, aber auch bei Stürzen bei Glatteis.

Diagnostik

Die Diagnose eines Kahnbeinbruches ist wegen seiner Lage schwierig und auch mit Röntgenaufnahmen aus verschiedenen Richtungen nicht immer zu erkennen. Deshalb ist eine weitere Untersuchung durch eine Computertomographie (CT) erforderlich, um Verschiebungen und Trümmerzonen der Bruchstücke zu erkennen.

Behandlung

Konservativ

Es gibt stabile Kahnbeinbrüche ohne Verschiebungen der Bruchstücke. Sie können in einem speziellen Unterarmgipsverband mit Einschluss des Handgelenkes und des Daumens ruhiggestellt werden. Die Gipsbehandlung dauert wegen der schlechten Knochenheilung ca. 12 Wochen.

Operativ
Wenn eine schnellere Heilung gewünscht wird, sollte operiert werden. Die Mehrzahl der Kahnbeinbrüche ist instabil. Sie sollten wegen der großen Gefahr der Falschgelenkbildung und der drohenden Verschleißerscheinungen operiert werden. Alle stabilen und die Mehrzahl der instabilen Brüche können durch einen ca. 0,5 cm langen Schnitt versorgt werden. Im Anschluss ist eine Gipsruhigstellung für 1-2 Wochen erforderlich, je nach Schmerz reicht auch ein elastischer Verband aus. Danach sollte das Handgelenk bis zu 6 Wochen nach dem Eingriff geschont werden. Eine Entfernung der Schrauben ist nur in Ausnahmefällen nötig. Ganz selten kommt es zu Einstauchungen des Kahnbeins. Dann muss Knochenmaterial aus der Speiche oder der Beckenschaufel eingefügt und mit einer Schraube fixiert werden. Dieser Eingriff ist mit einem 3-4 tägigen stationären Aufenthalt verbunden. Die Ruhigstellung erfolgt in einem Unterarmgipsverband zunächst für sechs Wochen, danach wird die erste Röntgenkontrolle vorgenommen.

Handtherapie
Bei guter Wundheilung wird nach einer ersten Röntgenkontrolle mit Bewegungsübungen für das Handgelenk begonnen. In der Regel findet nach 6-12 Wochen eine knöcherne Durchbauung statt. Danach werden zunehmende Kräftigungs- und Belastungsübungen durchgeführt.

Mittelhandbruch

Die Mittelhandknochen haben einen wesentlichen Anteil an der Stellung und Bewegung der Finger. Der Mittelhandknochen des Daumens bildet als Einziger mit einem Handwurzelknochen ein Gelenk, die anderen Mittelhandknochen sind durch straffe Bänder miteinander und mit der distalen (körperfernen) Handwurzelreihe verbunden. Verkürzungen oder Verdrehungen infolge von Verschiebungen nach Brüchen können die feine Koordination der Fingerbewegungen empfindlich stören. An jeder Stelle der Mittelhandknochen können Frakturen entstehen.

Behandlung

Konservativ
Liegt keine Verschiebung der Knochenteile vor, erfolgt die Behandlung durch eine Gipsruhigstellung des betroffenen und des benachbarten Fingers. Dabei sollte rechtzeitig mit einer Handtherapie begonnen werden, damit es durch die Ruhigstellung nicht zu bleibenden Bewegungseinschränkungen kommt.

Operativ
Die meisten Brüche im Bereich des Knochenschaftes werden durch Schrauben oder Platten versorgt, Brüche im Bereich des Köpfchens, die abgeknickt waren, werden durch eine innere Drahtschienung operativ behandelt. Zuvor müssen die Bruchstellen in ihre ursprüngliche Stellung gebracht werden. Durch die Operation ist eine frühzeitige Mo-

bilisation der umliegenden Gelenke bereits am Tag nach der Operation möglich. Dies verhindert Versteifungen ruhiggestellter Gelenke mit möglichen Bewegungsverlusten.

Handtherapie
Je nach Schwere der Verletzung, des Heilungsverlaufs und Schwierigkeiten des Patienten entscheidet der Arzt über den Zeitpunkt des Behandlungsbeginns. Die Behandlung sollte bis zur vollständigen Wiederherstellung aller Handfunktionen durchgeführt werden. Bei Kindern und jungen Betroffenen ist zum Teil keine Therapie erforderlich. Nach stabilisierenden Operationen beginnt die Mobilisation meist bereits einen Tag nach der Operation, bei einer konservativen Versorgung nach Abschluss der Wundheilung.

Fingerbruch

Glatte Fingerbrüche an den Fingergliedern können konservativ durch eine Ruhigstellung mit Schienen versorgt werden. Müssen mehrere Knochenfragmente operativ stabilisiert werden, kommen kleine, aber sehr stabile Platten und Minischrauben zum Einsatz. Eine Gipsruhigstellung ist nur bis zum Abschluss der Wundheilung notwendig. Meist reichen eine lokale Betäubung und ein Krankenhausaufenthalt von 2-3 Tagen. Die Entfernung der Metallteile ist meist nicht erforderlich. Bei einer Gelenkbeteiligung kann es durch die Ruhigstellung zu massiven Bewegungseinschränkungen kommen. Das betroffene Gelenk muss dann in der Handtherapie sorgfältig und systematisch mobilisiert werden, da die Bewegungseinschränkung eines Fingergelenks für manche Menschen eine erhebliche Beeinträchtigung bedeutet (z. B. Musiker).

Sehnenverletzungen

Beugesehnenverletzungen

Die Beugesehnen der Finger verlaufen von den Muskeln des Unterarms an der Ellenbeugeseite durch den Karpaltunnel in die Hohlhand und zu den Fingern. Jeder Finger wird durch zwei Beugesehnen bewegt, einer oberflächlichen und einer tiefen. Dies ermöglicht komplexe Bewegungen und einen hohen Krafteinsatz. Die Beugesehnen gleiten in den schleimhautartig ausgekleideten Sehnenscheiden, die durch Ring- und Kreuzbänder dicht an den Knochen gehalten werden. Sie sind sehr fest und können nur durch sehr massive Einwirkungen verletzt werden.

Ursachen
Beugesehnenverletzungen wie Durchtrennungen oder Risse entstehen häufig bei Unfällen im Haushalt - meist bei Schnittverletzungen durch Messer, Scherben oder Blechdosen - oder bei der Arbeit, z. B. durch Sägeverletzungen. Auch schwere Quetschverletzungen können die Ursache sein.

Symptome

Normalerweise nimmt die entspannte Hand eine leichte Beugestellung ein. Ist eine Beugesehne durchtrennt, wird der Finger unnatürlich gestreckt und kann nicht mehr oder nur noch teilweise aktiv gebeugt werden, je nachdem, ob die oberflächliche oder auch die tiefe Beugesehne durchtrennt ist. Ist eine Sehne nur teilweise verletzt, ist dies schwer zu diagnostizieren, weil die aktive Beugung noch möglich ist.

Diagnostik

Bei jeder Verletzung der Finger muss die Funktion der Beugesehnen überprüft werden, weil eine unvollständig durchtrennte Sehne bei Belastung vollends reißen kann. So muss bei offenen Verletzungen die Wunde teilweise unter örtlicher Betäubung chirurgisch erweitert werden, um die Sehne zu kontrollieren. Ein Röntgenbild hilft bei komplexen Verletzungen eine knöcherne Beteiligung auszuschließen.

Behandlung

Operativ

Bei frischen Durchtrennungen werden die Sehnenenden so früh wie möglich durch eine Naht verbunden. Ist eine Sehne infolge der Verletzung defekt, kann eine Sehnentransplantation aus einem Teil einer Sehne aus Unterarm oder Unterschenkel erforderlich sein. Bei komplexen Verletzungen mit Zerstörung der Sehnenscheiden und ausgedehnten Gewebeverlusten ist die Wiederherstellung erst nach der Heilung der Wunde möglich. Ein Sehnenersatz erfolgt dann in zwei Schritten: In der ersten Operation wird anstelle der zerstörten Sehne ein Silikonstab eingelegt. Um diesen Stab bildet sich in etwa 8 Wochen ein Gleitkanal, der der ursprünglichen Sehnenscheide sehr ähnlich ist. In der zweiten Operation wird der Silikonstab entfernt und ein Stück Sehne aus Unterarm oder Unterschenkel als neue Beugesehne eingesetzt.

Sehnenheilung

Nach sechs Wochen kann die Sehnennaht vorsichtig aktiv belastet werden. Je nach beruflicher Tätigkeit und Anforderung im häuslichen Bereich erlangt sie die volle Belastbarkeit nach 12 Wochen. Belastet man die Sehne zu früh, kann sie wieder reißen. Dann ist eine erneute Sehnennaht nötig.

Handtherapie

Bei der Heilung verletzter Beugesehnen besteht die Gefahr, dass sie mit den Geweben, die sie umgeben, verwachsen. Das liegt daran, dass die Sehnen wenig durchblutet sind und langsam heilen. Massive Bewegungseinschränkungen sind die Folge. Um dies zu verhindern, muss unbedingt eine frühe Handtherapie einsetzen. Sind Verklebungen entstanden, versucht man sie durch massive und zeitlich gehäufte handtherapeutische Maßnahmen zu lösen und aufzudehnen. Gelingt dies nicht, ist nach 3–6 Monaten eine operative Lösung der Verklebungen erforderlich (Tenolyse). Andererseits besteht die Gefahr, dass die genähte Sehne reißt, wenn sie zu stark belastet wird. Deshalb darf die Behandlung nur von speziell ausgebildeten Therapeuten durchgeführt werden. Je nach örtlicher Gegebenheit kommen Ergotherapeuten mit der Möglichkeit des Schienenbaus oder Physiotherapeuten infrage. Am besten ist es, wenn der Operateur versierte Therapeuten im Umfeld des Patienten nennen kann. Eine sachkundige Anleitung des Patienten und selbstständige, regelmäßige Eigenübungen sind die Voraussetzungen für ein gutes Behandlungsergebnis. Wenn der Patient aufgrund seines Zustandes, Alters oder seiner geistigen Verfassung nicht aktiv mitarbeiten kann (z. B. kleine Kinder oder demente Menschen), minimiert das die Erfolgsaussichten für eine gute Wiederherstellung der Handfunktion.

Es gibt drei **gängige Behandlungskonzepte** in der Handtherapie:

Konzept der passiven Mobilisation
Dieses Konzept wird bei Patienten angewandt, bei denen gleichzeitig Nervenverletzungen mit Nervennaht bestehen. Hierbei werden die Fingergelenke nicht vom Patienten, sondern ausschließlich vom Therapeuten durchbewegt. Dabei wird die Sehnennaht entlastet, indem die benachbarten Gelenke gebeugt werden.

Konzept der passiven Beugung und aktiven Streckung
Bei diesem Behandlungskonzept streckt der Patient selbst aktiv die Finger, um die Bewegung der Sehne zu erreichen. Immer wenn er die Streckung unterlässt, werden die Finger durch Gummizügel oder Federn passiv gebeugt. Diese werden an Haken oder Ösen befestigt, die auf die Fingernägel geklebt werden. Somit entsteht an den Beugesehnen kein Zug. Der Patient wird dazu mit einer speziellen Schiene (Kleinert-Schiene) versorgt, die das Handgelenk und die Fingergrundgelenke in Beugestellung hält. An der Schiene werden die Gummizügel und deren Führung befestigt. Der Therapeut muss sowohl die exakte Richtungsführung als auch die Stärke des Zuges kontrollieren. Im Verlauf der Behandlung, die nach einem festgelegten Schema erfolgt, wird die Beugung von Handgelenk und Fingergrundgelenken durch die Schienenanpassung verringert und die Belastung der Sehne entsprechend ihrer Heilung und Festigkeit gesteigert.

Konzept der aktiven Beugung und Streckung
Bei einer Beugesehnendurchtrennung in Höhe des Endgliedes kann eine spezielle Nahttechnik ein frühzeitiges aktives Strecken und Beugen des betroffenen Fingers ermöglichen. Eine Schiene entlastet die Sehne, der Patient darf nur Streck- und Beugebewegungen ohne jeden Widerstand durchführen.

Strecksehnenverletzungen

Die Strecksehnen der Finger und des Daumens verlaufen über dem Handrücken von den Muskeln des Unterarms zu den Fingern und zum Daumen. Sie benötigen eine längere Heilungszeit als die Beugesehnen und neigen deshalb mehr als diese zu Verklebungen.

Ursachen

Strecksehnenverletzungen mit Rissen, Durchtrennungen und knöchernen Ausrissen resultieren häufig aus massiven Überdehnungen. Das kann schon bei einfachen alltäglichen Verrichtungen wie Hängenbleiben beim Bettenmachen oder beim Ballsport passieren. Ursache können aber auch geschlossene Verletzungen bei Unfällen oder offene Verletzungen mit scharfen Gegenständen wie Messer und Beil sein.

Symptome und Diagnostik

Die Auswirkungen von Strecksehnenverletzungen sowie ihre ärztliche und handtherapeutische Versorgung sind sehr unterschiedlich, je nachdem, an welcher Stelle die Verletzung sich befindet (diese Stellen werden als Zonen bezeichnet). Ist eine Strecksehne durchtrennt, kann der betroffene Finger oder Daumen nicht mehr aktiv und mit normaler Kraft gestreckt werden, die passive Beweglichkeit hingegen ist annähernd normal und schmerzfrei. Je nachdem, wo am Finger, Handrücken oder am Unterarm die Verletzung ist, weist eines der Fingergelenke oder auch das Handgelenk ein Streckdefizit auf. Bei geschlossenen Verletzungen können Druckschmerz, Blutergüsse und Schwellungen auftreten. Zur Diagnostik lässt sich der Arzt den Unfallhergang schildern, tastet den verletzten Finger ab und bewegt ihn passiv. An der Stellung der Gelenke kann er die Verletzungssituation erkennen. Um einen knöchernen Kapsel- oder Bandausriss oder einen Knochenbruch auszuschließen, erfolgt eine Röntgenaufnahme.

Behandlung

Konservativ

Sehnenrisse am Fingerendglied heilen meist gut aus, wenn sie mit einer Schiene (Stack'sche Schiene) in gerader oder leicht überstreckter Stellung mehrere Wochen ruhiggestellt werden. Die Schiene muss für 3-4 Wochen ständig getragen werden. Besteht danach eine Bewegungseinschränkung, erfolgt eine Mobilisierung im Rahmen der Handtherapie. Wird die Schiene zur Hautpflege abgenommen, muss der betroffene Finger mithilfe eines anderen Fingers unterstützt werden oder gerade auf einer Unterlage liegen. Hängt der Finger ohne Unterstützung herunter, kann die Sehne erneut reißen.

Operativ

Offene Schnittverletzungen verlangen eine sofortige operative Versorgung. Zusätzlich zur Sehnennaht kann eine zeitweilige Fixierung des Endgliedes erfolgen, indem der Handchirurg einen Metallstift durch das Endgelenk bohrt, der nach 6 Wochen wieder entfernt wird. Während dieser 6 Wochen und bis zum Abschluss der Wundheilung erhält der Betroffene eine Gips- oder Kunststoffschiene, die das Endgelenk in gerader oder in leichter Überstreckung hält und das Mittelgelenk frei beweglich lässt. Meistens erfordern verletzte Strecksehnen eine Naht und eine anschließende Nachbehandlung mit einer Schiene. Bei größeren, knöchernen Sehnenausrissen empfiehlt sich eine Wiederbefestigung mit Drahtnähten, kleinen Schrauben oder einem Metallstift, die nach ca. 6 Wochen wieder entfernt werden. Ganz selten ist eine Versteifung des Endgelenkes in funktionsgerechter Stellung (10°-20° Beugung) erforderlich. Liegen bei komplizierten Handverletzungen außer einem Sehnenriss noch große Weichteilverletzungen vor, sind Sehnennähte und andere operative Korrekturen erst nach ca. 3 Monaten möglich.

Handtherapie

Bei Strecksehnenverletzungen, die konservativ behandelt werden, ist das Anpassen einer individuellen Schiene im Rahmen der ambulanten Ergotherapie sinnvoll. Nach der Operation legt der Handchirurg fest, wie lange die betroffene Sehne mittels einer Schiene immobilisiert wird. Während dieser Zeit führt der Handtherapeut Maßnahmen zur Ödembehandlung und zur Haut- und Narbenpflege durch und beginnt je nach ärztlicher Instruktion mit leichten Mobilisationsübungen. Das geschieht immer unter Zugentlastung für die betroffene Sehne. Der Patient wird angeleitet, alle freien Gelenke regelmäßig zu bewegen, um Bewegungseinschränkungen zu verhindern. Nach ca. 4 Wochen dürfen unter Anleitung erste vorsichtige aktive Bewegungen mit dem betroffenen Finger durchgeführt werden. Der Therapeut fixiert dabei das daneben liegende Gelenk. Auch nach Abnahme der Schiene nach 6-8 Wochen sollten zunächst noch kraftvolle Beugungen im Endgelenk vermieden und die Schiene bei körperlicher Arbeit und nachts zum Schutz angelegt werden. In der Handtherapie wird nach 6-8 Wochen mit vorsichtigen Übungen zur Kräftigung der Streckung begonnen.

Vor allem bei Verletzungen über dem Handrücken besteht erhöhte Verklebungsgefahr, sodass recht früh mit der Mobilisation begonnen werden muss. Wenn es zu bewegungseinschränkenden Verklebungen oder Verwachsungen gekommen ist, müssen diese u. U. durch einen erneuten operativen Eingriff (Tenolyse) gelöst werden. Um dies zu vermeiden, werden zuvor die Narbenbehandlung und Dehnungsübungen für verkürzte Muskeln intensiviert. Dazu kann evtl. eine Bewegungsschiene eingesetzt werden.

Kapsel- / Bänderverletzungen

Gelenkkapsel- und Bänderverletzungen an Hand und Fingern

Bei einer Verletzung der Gelenkkapsel und der Bänder kommt es zu einer Schwellung des betroffenen Gelenkes mit Bluterguss (Hämatom), Schmerzen und Bewegungseinschränkung sowie einem Instabilitätsgefühl. Schwellung, Bewegungseinschränkung und Bewegungsschmerz können mehrere Monate andauern, auch wenn eine fachgerechte Behandlung durchgeführt wurde.

Ursachen

Gelenkkapsel- und Bänderverletzungen wie Überdehnungen, Bänderzerrungen und knöcherne Kapselausrisse bei Fingerverstauchungen entstehen meist durch die gewaltsame Überstreckung eines Fingergelenks, häufig beim Ballsport oder bei Stürzen. Bei größerer Krafteinwirkung zerreißt die Gelenkkapsel weitgehend. Dies führt häufig zusätzlich zu einer Fingerverrenkung (Fingerluxation). Zur Therapie reicht meist eine Ruhigstellung; manchmal ist aber auch eine Operation notwendig. Zur Verhütung und Behandlung von Bewegungseinschränkungen ist eine Handtherapie erforderlich. Auch nach einem leichten Unfall sollte immer eine ärztliche Untersuchung durch einen erfahrenen Handspezialisten erfolgen, um die nötige Behandlung sofort einleiten zu können.

Symptome und Diagnostik
Bei einer Kapsel- oder Bandverletzung entsteht gleich nach dem Unfall eine schmerzhafte Schwellung am betroffenen Gelenk, die Bewegung ist eingeschränkt. Neben der Beobachtung von Schwellung, Druckschmerz und Bewegungseinschränkung stellt der Arzt durch Abtasten und Bewegen des verletzten Fingers im Vergleich mit der nicht verletzten Hand Ausmaß und Ort der Verletzung fest. Beim Vorliegen einer klaffenden Schnittverletzung an Hand oder Fingern, verbunden mit einer Bewegungseinschränkung oder einer Fehlstellung im Bereich eines Fingergelenks, muss immer auch eine Verletzung der Gelenkskapsel und eines Bandes in Betracht gezogen werden. Schmerzhafte Fehlstellungen im Gelenkbereich und Bewegungsunfähigkeit sind typisch bei einer Verrenkung. Zum Ausschluss oder zur Feststellung eines Knochenbruchs und eines knöchernen Kapsel- oder Bandausrisses wird eine Röntgenaufnahme gemacht.

Bandverletzungen am Daumen
Eine häufige Verletzung, meist durch Sportunfälle, ist der sogenannte Skidaumen, bei dem durch einen Sturz auf den abgespreizten Daumen ein Einriss oder ein knöcherner Ausriss eines Seitenbandes am Daumengrundgelenk entsteht.

Behandlung

Konservativ
Teileinrisse von Kapsel und Bändern erfahren eine konservative Therapie mit kurzzeitiger Ruhigstellung im Gips und abschwellenden Maßnahmen wie Hochlagerung und Kühlung mit Eis. Anschließend müssen Bewegungsdefizite innerhalb einer Handtherapie systematisch behandelt werden.
Kapsel- oder Bänderrisse und kleinere knöcherne Ausrisse erfordern eine Ruhigstellung für 2-3 Wochen. In dieser Zeit sind eine Ödemprophylaxe durch Hochlagerung, evtl. Kühlen mit Eis und Bewegungsübungen der nicht betroffenen Gelenke erforderlich. Verrenkungen werden durch dosierten Zug und Druck unter Lokalbetäubung eingerichtet. Anschließend wird eine Fingerschiene aus Gips, Kunststoff oder Aluminium angelegt, die 2 bis 3 Wochen getragen wird. Die daran anknüpfende Handtherapie dient zur Wiedererlangung der vollen Funktionsfähigkeit. Gelenkkapselverletzungen heilen meist völlig aus, ohne dass Bewegungseinschränkungen bestehen bleiben.

Operativ
Beim eindeutigen Riss (Ruptur) eines Bandes ist eine Bandnaht durchzuführen. Manche Bänder haben keinen Kontakt und können deshalb ohne Operation nicht zusammenwachsen. Mit Schrauben oder Drähten sollte der knöcherne Ausriss eines Bandes befestigt werden. Nach der Operation erfolgt eine Ruhigstellung für 4-6 Wochen. Noch in dieser Zeit beginnt bereits die Handtherapie nach Anweisung des behandelnden Arztes, um Kontrakturen und Verklebungen zu vermeiden. Sie wird bis zur völligen Wiederherstellung der Funktion fortgeführt.

Nervenverletzungen

Nerven sind Leitungsbahnen, die wie ein Stromkabel Bewegungs- oder Gefühlsreize weiterleiten. Die einzelnen Nervenfasern verlaufen in unterschiedlichen Bündeln zusammen mit Blutgefäßen und Lymphbahnen innerhalb von Hüllen und sind im Bindegewebe eingebettet. Bei Nervenverletzungen kommt es zur Schädigung des Nervs, wodurch dessen Funktionsfähigkeit in verschiedenem Ausmaß gestört wird.

Symptome

Bei einer Nervenverletzung entstehen Schmerzen, die Sensibilität (Tastsinn) ist gestört und es kommt zu motorischen Funktionsausfällen (Bewegung). Sind die Verletzungen massiv, können sogenannte trophische und vegetative Störungen die Folge sein, die z. B. die Durchblutung vermindern und die Schweißabsonderung oder das Nagelwachstum herabsetzen. Infolge der Sensibilitätsstörung besteht die Gefahr, sich zu verletzen, z. B. bei der Hausarbeit. Die motorischen Ausfälle verursachen eine Atrophie der Muskulatur (Muskelschwund), was wiederum zu Fehlstellungen der Gelenke und im ungünstigsten Fall zu Kontrakturen (Versteifungen von Gelenken) führen kann. Bei offenen Verletzungen oder nach Operationen kann die Wundheilung verzögert sein.

Ursachen und Erscheinungsbild

Vollständige oder teilweise durchtrennte Nerven, aber auch Dehnungen, Quetschungen oder Ausrisse bewirken Ausfälle im jeweiligen Versorgungsgebiet des Nervs. Je nachdem, in welcher Höhe der Nerv geschädigt ist, kommt es spontan oder verzögert zu Lähmungen und / oder Gefühlsausfällen in den Muskeln und Hautregionen, die der betroffene Nerv versorgt.

Nervenschädigungen werden (nach Seddon) in **3 Formen** eingeteilt:

Neurapraxie (griechisch = Untätigkeit): Nervenfasern und Hüllgewebe sind erhalten.
Wirkt ein länger anhaltender Druck (Kompression) oder Zug (Traktion) auf den Nerv ein, kann es zu einem vollständigen Funktionsausfall kommen, der sich nach Stunden oder Tagen vollständig zurückbildet. Hierbei entsteht eine vorübergehende Veränderung der Nervenhülle (Markscheide), wodurch die Leitfähigkeit des Nervs blockiert ist. Dies kann z. B. nachts geschehen, wenn es durch die ungünstige Haltung der Hand oder des Arms zu Taubheit und Lähmung kommt. Auch langes Aufstützen des Ellenbogens oder Handgelenks kann zur Neurapraxie führen. Manchmal dauert die Rückbildung Wochen oder gar Monate.

Axonotmesis (Otmesis: griechisch = trennen, zerschneiden / Axon = innere Nervenfaserbündel): Das Axon ist durchtrennt, das Hüllgewebe ist erhalten.
Diese schwere Schädigung des Nervs entsteht durch starke Quetschungen, Zerrungen oder stumpfe Schlag- und Stoßeinwirkungen, die die innere Struktur des Nervs beschädigen, bei denen die Nervenhülle aber unversehrt bleibt. Die Leitfähigkeit des Nervs wird komplett unterbrochen. Da aber die Hülle des Nervs unverletzt ist, wachsen

die Nervenfasern im inneren Teil des Nervs wieder zueinander. Die Wiederherstellung der Funktionen kann mehrere Monate bis zu 2 Jahren dauern.

Neurotmesis: komplette Durchtrennung der Nervenfasern und ihrer Hüllstrukturen.
Durch Schnitt- oder ähnliche Verletzungen wird der Nerv teilweise oder komplett durchtrennt. Dadurch wird die Leitfähigkeit des Nervs vollständig unterbrochen. Um dessen Funktionsfähigkeit weitgehend wiederherzustellen, muss operiert werden. Dabei wird eine möglichst präzise Nervennaht durchgeführt, weil die Nervenfasern sonst ungezielt in falsche Richtungen aussprossen und nicht ihre ursprüngliche „Kontaktstelle finden". Letzteres ist ungünstig, weil es zu sogenannten Neuromen kommen kann. Das sind sehr schmerzhafte Bündel von Nervenendungen. Trotz einer sehr exakt ausgeführten Nervennaht ist eine vollständige Wiederherstellung der Nervenfunktion nicht immer möglich.

Diagnostik
Der Arzt kann durch die genaue Untersuchung der Verletzung feststellen, ob ein Nerv betroffen ist. Auch unter kleinen Wunden (z. B. Schnitt- oder Stichverletzungen) oder geschlossenen Verletzungen können sich größere Schäden verbergen. Geschädigte Nerven reagieren mit ausgeprägter Überempfindlichkeit und elektrisierenden Schmerzen auf Beklopfen. Diese Reaktion kann zur genauen Lokalisierung der Verletzung genutzt werden.
Nach älteren Verletzungen deuten Muskelatrophien (Muskelschwund) und Fehlstellungen der Gelenke auf eine Schädigung bestimmter Nerven hin. Die neurologische Untersuchung zur Messung der Leitgeschwindigkeit ist erst einige Wochen nach der Verletzung aussagekräftig.

Behandlung

Konservativ
Die Neurapraxie heilt ohne Therapie meist nach einigen Wochen vollständig aus. Manche Ärzte empfehlen die Gabe von Vitamin B. Dauert die Heilung wegen der Stärke der Schädigung länger, sollte zur Vermeidung von Bewegungseinschränkungen eine Handtherapie durchgeführt werden.
Die Verletzung eines Nervs kann sehr schmerzhaft sein. Eine frühzeitige und ausreichende medikamentöse Schmerzbehandlung ist dabei unumgänglich, auch um die Entstehung chronischer Schmerzen zu vermeiden. Die Schmerztherapie kann mit einer Elektrotherapie unterstützt werden.

Operativ
Die Durchtrennung der Nerven muss möglichst frühzeitig durch eine mikrochirurgische Naht behandelt werden. Je präziser die einzelnen Nervenbündel wieder zusammengefügt werden können, desto besser sind die Aussichten auf Wiederherstellung von Funktionen.

Bei komplexen Verletzungen mit Substanzverlusten des Nervs ist die Transplantation (Verpflanzung) eines Nervs von Fuß oder Unterarm erforderlich. Bestehen Komplikationen durch Vernarbungen oder falsch ausgesprosste Nervenfasern (Neurom), kann ein Späteingriff notwendig werden.

Wenn die Funktion eines Nervs nicht wieder herzustellen ist und nach 2 Jahren alle therapeutischen Maßnahmen ausgeschöpft sind, kann eine sogenannte motorische Ersatzoperation durchgeführt werden. Dabei werden intakte Muskeln und / oder Sehnen zur nicht funktionierenden Muskulatur verlegt, um eine annähernd günstige Bewegungsfunktion zu erlangen.

Handtherapie

Die Behandlung umfasst:

- Ödemprophylaxe und -behandlung (Vorbeugung und Behandlung von Schwellungen)
- Beweglichkeit der Gelenke erhalten
- Fehlstellungen der Gelenke vermeiden
- Sensibilität (Tastsinn) fördern / Desensibilisierung bei Überempfindlichkeit (Überempfindlichkeit abbauen)
- Überdehnungen von Muskeln, Sehnen und weiteren Strukturen verhindern

Folgende **Maßnahmen** sind dafür erforderlich:

- Behandlung mit statischen oder dynamischen Schienen
- Ödembehandlung
- Aktive und passive Bewegungsübungen
- Bewegungsübungen für Schulter und Arm zur Verhütung von Funktionsausfällen durch Inaktivität
- Kräftigungsübungen
- Sensibilitätstraining zur Wahrnehmung von unterschiedlichen Materialien, Formen, Temperaturen etc.
- Stimulation der Tiefensensibilität (die Wahrnehmungsfähigkeit in den Muskeln, Sehnen und Gelenken wird durch Maßnahmen wie z. B. Druck, Zug oder Bewegung gegen Widerstand gefördert)
- Anleitung zu häuslichen Übungen sowie Aufklärung über die Funktionsausfälle, deren Lokalisation und den Heilungsverlauf. Konkrete Übungen mit präzisen Angaben zur Häufigkeit sind ebenso wichtig wie Hinweise zum Einsatz von Hand und Arm im Alltag. Die z. T. langwierige Therapie führt nur dann zu einem guten Erfolg, wenn Motivation und Mitarbeit des Betroffenen gewährleistet sind

CRPS Typ 1 (Morbus Sudeck)

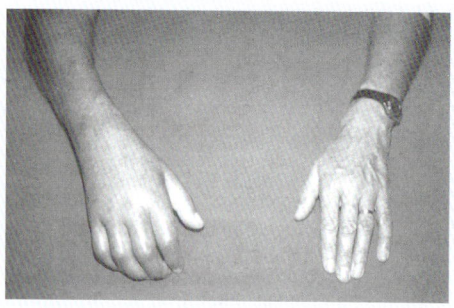

Für diese Erkrankung werden unterschiedliche Bezeichnungen verwendet, z. B. auch komplexes regionales Schmerzsyndrom Typ 1. Es handelt sich um eine gefürchtete Komplikation des Heilungsprozesses, die nach Verletzungen und Erkrankungen der Hand auftreten kann. Alle Gewebe der Hand können betroffen sein, was eine massive Beeinträchtigung der Funktionsfähigkeit zur Folge haben kann. Bestehen in einem Heilungsprozess starke zeitliche Abweichungen und lang anhaltende Schmerzen, sollten immer die Möglichkeit dieser Erkrankung in Erwägung gezogen und sofortige Behandlungsmaßnahmen eingeleitet werden.

Abb. 17: Die Hände einer Betroffenen
(aus: Ergotherapie und Rehabilitation 5, 1997)

Ursachen

Die Ursache dieser Erkrankung konnte bis heute nicht vollständig geklärt werden, fast immer entsteht sie aber nach geschlossenen oder offenen Verletzungen an der Hand oder nach einer Handoperation.

Symptome

Die Hauptsymptome sind das Ödem und die Schmerzen. Beide Symptome treten nicht immer gleichzeitig auf, auch der zeitliche Verlauf variiert. Die Erkrankung wird in **3 Stadien** unterteilt, die auch in der Diagnostik Aufschluss über den Stand der Erkrankung geben.

Phase 1 steht in engem zeitlichen Zusammenhang mit der Verletzung. Die Erkrankung entwickelt sich rasch und spricht gut auf eine sofortige Behandlung an. Der zeitliche Verlauf variiert zwischen wenigen Tagen und einigen Monaten. **Symptome** sind:

- Anhaltender, brennender Schmerz, der sich bei Bewegung verstärkt
- Ödembildung (Schwellung)
- Hauttemperatur häufig erhöht, manchmal erniedrigt
- Hautfärbung marmoriert bis bläulich
- Erhöhte oder verminderte Schweißsekretion
- Einschränkung der aktiven Bewegungsfähigkeit
- Fleckige Entkalkung der Knochen im Röntgenbild ca. nach 3-5 Wochen zu sehen

Phase 2 beginnt ca. 2–3 Monate nach dem auslösenden Ereignis und dauert ca. 9 Monate. Sie äußert sich mit folgenden **Symptomen:**

- Starker Schmerz
- Ödem kann sich zu einem harten Ödem entwickeln (fibrotisches Ödem)
- Aktive als auch passive Gelenkbeweglichkeit durch Kapselschrumpfung der betroffenen Gelenke und Muskelatrophien stark eingeschränkt
- Teilweise vermehrter Haarwuchs an der Hand
- Entkalkung der Knochen ist auf dem **Röntgenbild** deutlich zu erkennen

Phase 3, die chronische Phase, schließt sich ca. nach 9 Monaten an die Phase 2 an und kann 1-2 Jahre dauern. **Symptome** dieser Phase sind:

- Kein dauernder Schmerz in Ruhe, aber Schmerz bei Belastung
- Haut ist blass, kühl, trocken und glänzt
- Häufig atrophiertes (geschwundenes) Haut- und Unterhautgewebe
- Atrophie des Fettgewebes an den Fingerspitzen
- Verformung der Fingernägel (sehen aus wie Bleistiftspitzen)
- Beweglichkeit der betroffenen Gelenke weitgehend aufgehoben (wenn keine Behandlung erfolgt)
- Massive Osteoporose im Röntgenbild zu sehen

Behandlung

Zuerst muss nach dem Auslöser der Erkrankung gesucht werden. Dies können z. B. Fehlstellungen nach konservativ versorgten Brüchen oder falsch sitzende Schrauben oder Nägel nach operativ versorgten Brüchen sein. In diesen Fällen muss zeitnah eine operative Korrektur durchgeführt werden.

Die medikamentöse Basistherapie zielt darauf ab, das Ödem zu reduzieren und den Schmerz zu unterbrechen. Abhängig von den hauptsächlichen Beschwerden wird eine umfassende medikamentöse Therapie eingeleitet. Bei schweren Verläufen kann mit Injektionen in den Nerv eine Schmerzblockade erreicht werden. Dies darf nur von spezialisierten Schmerzzentren durchgeführt werden.

Handtherapie

Während und nach der medikamentösen Behandlung ist eine behutsame, intensive Ergotherapie erforderlich, um die eingeschränkte Beweglichkeit wiederherzustellen und Kontrakturen entgegenzuwirken. **Es muss immer unterhalb der persönlichen Schmerzgrenze gearbeitet werden!** Eine ausführliche Aufklärung über den Krankheitsverlauf ist unerlässlich.

Manche Betroffenen benötigen Unterstützung durch psychologische oder medikamentöse Maßnahmen, um die seelischen Auswirkungen der Erkrankung verarbeiten zu können.

Verbrennungen

Verbrennungen der Haut entstehen durch direkte oder indirekte Hitzeeinwirkungen. Sie werden nach Schweregraden eingeteilt und diagnostiziert.

Verbrennung 1. Grades
Die Haut ist gerötet, es bilden sich keine Blasen. Innerhalb einiger Tage heilt die Verletzung ab, ohne dass sich Narben bilden.

Verbrennung 2. Grades
Man unterteilt Verbrennungen 2. Grades zusätzlich in **oberflächliche und tiefe Verbrennungen**. Bei oberflächlichen Verbrennungen ist die Haut gerötet und es bilden sich Bläschen. Die Sensibilität ist nicht beeinträchtigt. Die Wunde heilt nach ca. 2 Wochen ab, ohne dass sich Narben bilden. Meist bleibt die Stelle lange gerötet, häufig bleibt eine Pigmentstörung zurück, d. h. die Haut ist dunkler oder heller als ursprünglich. Bei tiefen Verbrennungen 2. Grades besteht zusätzlich eine Beeinträchtigung der Sensibilität. Die Heilung dauert länger, meist bleiben Narben zurück.

Verbrennung 3. Grades
Bei Verbrennungen 3. Grades sind alle **Hautschichten** und oft auch tiefere Gewebeschichten betroffen, die Sensibilität ist nicht mehr vorhanden. Die Heilung tritt nicht spontan ein, sondern die Verbrennung muss operativ versorgt werden. Je nach Umfang und Tiefe der Verbrennung entstehen Narben und Kontrakturen, die die Bewegungsfunktionen beeinträchtigen.

Verbrennung 4. Grades
Hierbei kommt es zur Verkohlung und damit zum Absterben des Gewebes (Nekrosen).

Ursachen

- Unfälle mit heißem Dampf, Wasser, Öl oder chemischen Substanzen
- Verbrennungen durch Feuer oder Anfassen von heißen Gegenständen (z. B. Herdplatte, Ofen bei kleinen Kindern)
- Stromunfälle

Behandlung

Die Behandlung hängt vom Schweregrad ab und kann hier nur verkürzt dargestellt werden. Ausgedehnte und tiefe Verbrennungen erfordern die Behandlung in Spezialkliniken, da es zu Stoffwechselstörungen sowie zu Funktionsstörungen von Nieren und Lungen kommen kann. Zudem sind z. T. aufwendige Operationen notwendig.

Sofortmaßnahmen

Bei akuten Verbrennungen die verbrannte Stelle 15 Min. lang unter fließend kaltes oder lauwarmes Wasser halten. Großflächige oder tiefe Verbrennungen dann sofort ärztlich behandeln lassen.

Behandlung bei Verbrennung 1. Grades

Zur Unterstützung der Heilung innerhalb weniger Tage kann eine Wund- und Heilsalbe oder eine kühlende Verbrennungssalbe aufgetragen werden. Durch eine ärztliche Untersuchung wird die Schwere der Verbrennung festgestellt, eine weitere Behandlung ist meist nicht erforderlich.

Behandlung bei oberflächlicher Verbrennung 2. Grades

Ist die Verbrennung oberflächlich und klein, sticht der Arzt die Bläschen auf, behandelt sie mit Wundpuder und legt einen möglichst kleinen Verband an, um die Bewegungen der umliegenden Gelenke zu ermöglichen. Dabei wird keimfrei (steril) gearbeitet. Bei größeren Flächen wird die Hand in einen sterilen Tütenverband gesteckt, der am Handgelenk befestigt wird. Der Patient muss die Hand aktiv darin bewegen, der Arzt wechselt den Tütenverband täglich. Handbäder in einer Speziallösung (Braunol) unterstützen die Heilung. Wenn erforderlich, wird handtherapeutisch gearbeitet, um Bewegungseinschränkungen zu vermeiden. Bestehen starke Schmerzen, bekommt der Patient vor der Behandlung ein Schmerzmittel. Um die Hand während der Nacht zu schützen, kann eine Nachtlagerungsschiene angefertigt werden.

Behandlung bei tiefer Verbrennung 2. und 3. Grades

In diesen Fällen ist eine operative Versorgung unerlässlich. Die zerstörten Hautschichten werden abgetragen und wenn nötig mit „Spalthaut" bedeckt. Spalthaut wird aus der eigenen Haut anderer Körperstellen gewonnen, z. B. von Ellenbeuge oder Unterbauch. Damit können größere Flächen abgedeckt werden. Kleinere Defekte werden mit Vollhaut abgedeckt. Liegen Infektionen oder starke Ödeme vor, ist eine Abdeckung nicht sogleich möglich. Zuvor müssen die infizierten oder abgestorbenen (nekrotischen) Gewebe abgetragen werden.

Behandlung bei Verbrennungen 4. Grades

Wegen der massiven Gewebezerstörung ist eine Amputation der betroffenen Areale unausweichlich. Die Amputation wird so ausgeführt, dass die Handfunktion so weit wie möglich erhalten bleibt.

Handtherapie

Nach einer operativen Versorgung ist in jedem Fall eine anschließende Handtherapie erforderlich. Die Therapeuten müssen eng mit den behandelnden Ärzten zusammenarbeiten und in diesem komplexen Spezialgebiet versiert sein.

Ziele / Maßnahmen der Handtherapie sind:

- Erhaltung der Beweglichkeit
- Vermeidung von Kontrakturen
- Haut- und Narbenpflege
- Herstellung der Lagerungsschienen
- Anpassung der Kompressionsbandagen
  (auch durch spezialisierte Sanitätshäuser)
- Sensibilitätstraining
- Selbsthilfetraining
- Hilfsmittelversorgung bei bleibenden Einschränkungen

Abb. 18: Narbenzug

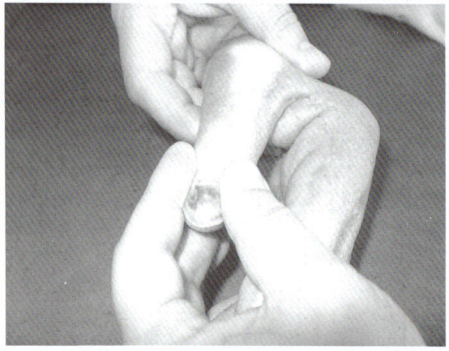

Abb. 19: Arbeit an der Hand mit Massagegerät

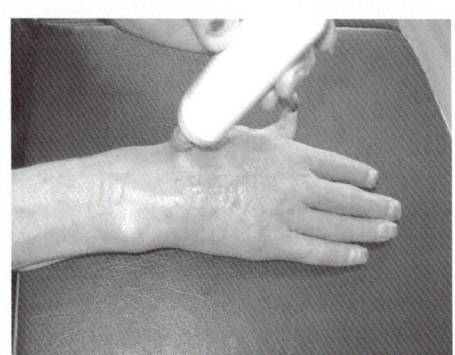

Abb. aus: P. Krause-Wloch (Hrsg.), Brandverletzt, Schulz-Kirchner Verlag

Amputationen

Durch schwere Unfälle kann es zu Amputationen einzelner oder mehrerer Finger, Teilen der Hand oder gar zum Verlust der ganzen Hand kommen. Landwirtschaftliche und industrielle Maschinen, Explosionen – z. B. Silvesterkracher – sowie Starkstromverletzungen oder Verbrennungen verursachen teilweise sehr schwere Verletzungen, die Amputationen zur Folge haben. Von diesen komplexen Handverletzungen sind immer mehrere Gewebe betroffen, was den Einsatz eines versierten Handchirurgenteams erfordert. Häufig bestehen noch weitere Verletzungen, die komplexe medizinische Maßnahmen und längere Krankenhausaufenthalte erforderlich machen. Gründe für eine gezielte Amputation sind auch schwere Erkrankungen wie Tumore oder Gefäßerkrankungen sowie angeborene Missbildungen.

Sofortmaßnahmen am Unfallort

Wird ein Glied durch eine Verletzung abgetrennt, packt man das Amputat möglichst in eine sterile, trockene Kompresse und eine wasserdichte Tüte. Diese in eine weitere Tüte mit Eiswasser, ca. 4 °C, geben und für den schnellen Transport ins Krankenhaus sorgen. So gekühlt kann ein Finger bis zu 20 Stunden aufbewahrt werden, eine Hand hingegen nur 5-6 Stunden. Nähere Informationen finden Sie unter Replantationen.

Operation

Operationen nach einer Amputation zielen darauf ab, möglichst viel Gewebe zu erhalten. Bei komplexen Verletzungen wird im Operationsplan festgelegt, welche Strukturen wieder hergestellt und mit welchem Hautmaterial die Weichteile bedeckt werden können. Das benötigte Hautmaterial wird an anderen Körperstellen entnommen. Falls notwendig, wird die Hand auch neu konstruiert, damit eine Greiffunktion möglich ist. Jeder Finger - auch jeder Teil davon - spielt beim Greifen eine wichtige Rolle. So ist der Daumen zusammen mit Zeige- und Mittelfinger für sämtliche Präzisionsgriffe zuständig. Der Ringfinger ermöglicht zusammen mit dem kleinen Finger ein kräftiges Zugreifen. Der kleine Finger schließt die Hand, sodass auch kleine Gegenstände darin gesammelt werden können. Der Verlust eines oder mehrerer Fingerglieder führt zu Einbußen der Handfunktion. Abhängig vom Umfang der Verletzungen verläuft der Heilungsprozess sehr unterschiedlich und erfordert ein einfühlsames handtherapeutisches Begleiten des Betroffenen. Teilweise sind mehrere Operationen nötig, um nach der ersten notfallmäßigen Versorgung zu einer maximal möglichen Funktionshand zu kommen.

Psychische Situation

Jede Amputation ist ein Schock, der nur langsam und teilweise mit psychotherapeutischer Unterstützung verarbeitet werden kann. Massive Einschnitte in das persönliche und berufliche Leben zwingen den Betroffenen, sich mit vielen Problemen auseinanderzusetzen.

Belastend sind Fragen wie:

- Wäre der Unfall zu vermeiden gewesen?
- Wie werde ich mit meiner eigenen Schuld oder der eines anderen fertig?
- Wie kann die Belastung sich auf die familiäre Situation auswirken?
- Wie komme ich im weiteren beruflichen Leben zurecht?
- Was bedeutet die Verletzung in wirtschaftlicher Hinsicht?
- Wie komme ich mit dem veränderten Aussehen der Hand und den Reaktionen der Umwelt zurecht?

Handtherapie

In enger Absprache mit den Operateuren wird ein individueller Behandlungsplan erstellt und die Aufgaben werden je nach Problematik zwischen Ergotherapeuten und Physiotherapeuten aufgeteilt. Die Möglichkeiten zur aktiven Mitarbeit des Betroffenen werden besprochen und die Angehörigen unterwiesen. Im Einzelnen handelt es sich um folgende **Therapieinhalte**:

- Ödemprophylaxe und -behandlung (Vorbeugung und Behandlung von Schwellungen)
- Versorgung mit Kompressionsbandagen
- Gelenkmobilisation – auch der umgebenden Gelenke – zur Vermeidung von Folgeschäden
- Kontrakturprophylaxe und -behandlung (Vorbeugung und Behandlung von Versteifungen)
- Narbenbehandlung

Zusätzliche Therapieinhalte der Ergotherapie sind:

- Schienenversorgung und -behandlung
- Sensibilitätstraining, Stumpfabhärtung
- Erarbeitung möglicher Greifarten und Kompensationsstrategien
- Schreibtraining
- Selbsthilfetraining, Haushaltstraining
- Berufliche Trainingsmaßnahmen
- Versorgung mit einer Schmuckprothese erwägen

Replantationen

Werden bei schweren Unfällen Finger oder die Hand relativ glatt abgetrennt, kann eine Replantation (Wiederannähen abgetrennter Gliedmaßen) in Betracht kommen. Voraussetzungen dafür sind der gute Zustand des amputierten Glieds und eine zeitnahe Operation. Die Zeitspanne zwischen der Verletzung und der Replantation darf bei gut gekühlten Amputaten maximal 6-20 Stunden betragen.

Operation / Handtherapie

Die Behandlung implantierter Finger oder einer replantierten Hand beinhaltet sehr unterschiedliche Aspekte der ärztlichen Versorgung und der Handtherapie, je nachdem, wie umfassend die Verletzung war. Durch die moderne Mikrochirurgie können Blutgefäße, Nerven, Sehnen und Muskeln wieder zusammengefügt werden. Ziel ist die Wiederherstellung der Handfunktion und eines kosmetisch ansprechenden Erscheinungsbildes. Der Patient sollte im Vorfeld der Operation über die realistischen Möglichkeiten der Replantation aufgeklärt und auf mögliche Einbußen hingewiesen werden. Negative Folgen können z. B. Sensibilitätsstörungen, Kälteempfindlichkeit oder Bewegungseinschränkungen sein.

Maßnahmen und Ziele der ergotherapeutischen Handtherapie nach einer Replantation:

- Ödemprophylaxe und -behandlung
- Weitgehende Wiederherstellung der Beweglichkeit
- Kompensationsstrategien bei bleibender Bewegungseinschränkung
- Schienenversorgung und -behandlung
- Narbenbehandlung
- Sensibilitätstraining / Desensibilisierung
- Selbsthilfetraining
- Wiedereingliederung in Alltags- und Berufsleben

| Literaturverzeichnis

Handrehabilitation
Ein Praxisleitfaden
Birgitta Waldner-Nilsson (Hrsg.)
Springer Verlag

Band 1: Grundlagen, Erkrankungen
ISBN 978-3-540-23548-4

Band 2: Verletzungen
ISBN 978-3-540-38915-6

*Band 3: Manuelle Therapie, physikalische
Maßnahmen, Schienen*
ISBN 978-3-540-38923-1

**Ergotherapeutische Übungen in der
Handtherapie**
Sabine Pauli, Gerda Leimer
Verlag modernes lernen
ISBN 978-3-8080-0650-4

Handtherapie
Birgit Schröder
2. überarb. Auflage, Verlag Thieme
ISBN 978-3-13-117642-4

Ergotherapie in der Handrehabilitation
Isabelle Zirn
Verlag Huber Bern
ISBN 978-3-456-84600-2

**Ergotherapie in der Orthopädie,
Traumatologie und Rheumatologie**
Connie Koesling, Thomas Bollinger Herzka
(Hrsg.)
Thieme Verlag
ISBN 978-3-13-125611-9

**Topographie und Funktion des
Bewegungssystems**
Michael Schünke
Verlag Thieme
ISBN 978-3-13-118571-6

Das Muskelbuch
Anatomie, Untersuchung, Bewegung
3. Auflage, KVM Der Medizinverlag
ISBN 978-3-932119-53-8

**Spiegeltherapie in der
Neurorehabilitation**
Antje Bieniok, Judith Govers, Christian
Dohle
2. Auflage, Schulz-Kirchner Verlag
ISBN 978-3-8248-0634-8

Schmerzen verstehen
David S. Butler, Lorimer G. Moseley
2. Auflage, Springer Verlag
ISBN 978-3-642-01686-8

Handgeschicklichkeit bei Kindern
Spielerische Förderung von 4-10 Jahren
Sabine Pauli, Andrea Kisch
Verlag modernes lernen Dortmund
ISBN 978-3-8080-0627-6

Geschickte Hände
Feinmotorische Übungen für Kinder in
spielerischer Form
Sabine Pauli, Andrea Kisch
Verlag modernes lernen Dortmund
ISBN 978-3-8080-0637-5

Geschickte Hände zeichnen 3 und 4
Grafomotorische Übungen für Menschen
von 8-88 Jahren
Sabine Pauli, Andrea Kisch
Verlag modernes lernen Dortmund
ISBN 978-3-8080-0657-3 (Block 3)
ISBN 978-3-8080-0668-9 (Block 4)